U0352214

中国医学临床百家

白文俊　肖　飞 /著

男性不育症
白文俊2016观点

MALE INFERTILITY

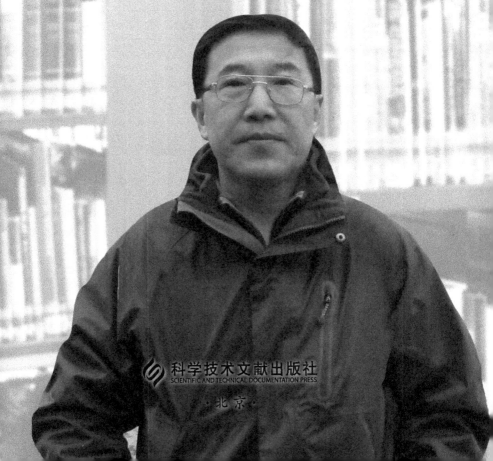

科学技术文献出版社
SCIENTIFIC AND TECHNICAL DOCUMENTATION PRESS
·北京·

图书在版编目（CIP）数据

男性不育症白文俊2016观点 / 白文俊，肖飞著. —北京：科学技术文献出版社，2017.3（2017.9重印）

ISBN 978-7-5189-2303-8

Ⅰ.①男… Ⅱ.①白… ②肖… Ⅲ.①男性不育—防治 Ⅳ.① R698

中国版本图书馆 CIP 数据核字（2017）第 008566 号

男性不育症白文俊2016观点

策划编辑：巨娟梅 责任编辑：巨娟梅 赵春月 责任校对：赵 瑷 责任出版：张志平

出　版　者	科学技术文献出版社	
地　　　址	北京市复兴路15号　邮编　100038	
编　务　部	（010）58882938，58882087（传真）	
发　行　部	（010）58882868，58882874（传真）	
邮　购　部	（010）58882873	
官 方 网 址	www.stdp.com.cn	
发　行　者	科学技术文献出版社发行　全国各地新华书店经销	
印　刷　者	虎彩印艺股份有限公司	
版　　　次	2017 年 3 月第 1 版　2017 年 9 月第 4 次印刷	
开　　　本	880×1230　1/32	
字　　　数	121千	
印　　　张	7.75	
书　　　号	ISBN 978-7-5189-2303-8	
定　　　价	98.00元	

序
Foreword

韩启德

　　欧洲文艺复兴后，以维萨利发表《人体构造》为标志，现代医学不断发展，特别是从 19 世纪末开始，随着科学技术成果大量应用于医学，现代医学发展日新月异，发生了根本性的变化。

　　在过去的一个世纪里，我国现代化进程加快，现代医学也急起直追。但由于启程晚，经济社会发展落后，在相当长的时期里，我国的现代医学远远落后于发达国家。记得 20 世纪 50 年代，我虽然生活在上海这个最发达的城市里，但是母亲做子宫切除术还要到全市最高级的医院才能完成；我患猩红热继发严重风湿性心包炎，只在最严重昏迷时用过一点青霉素。20世纪60~70年代，我从上海第一医学院毕业后到陕西农村基层工作，在很多时候还只能靠"一根针，一把草"治病。但是改革开放仅仅30多年，我国现代医学的发展水平已经接近发达国家。可以说，世界上所有先进的诊疗方法，中国的医生都能做，有的还做得更好。更为可喜的是，近年来我国医学界开始取得越来越多的原创性成果，在某些点上已经处于世界领先地位。中国医生已经不再盲从发达国家的疾病诊疗指南，而能根据我们自己的经验和发现，根据我国自己的实际情况制定临床标准和规范。我们越来越有自己的东西了。

要把我们"自己的东西"扩展开来，要获得越来越多"自己的东西"，就必须加强学术交流。我们一直非常重视与国外的学术交流，第一时间掌握国外学术动向，越来越多地参与国际学术会议，有了"自己的东西"也总是要在国外著名刊物去发表。但与此同时，我们更需要重视国内的学术交流，第一时间把自己的创新成果和可贵的经验传播给国内同行，不仅为加强学术互动，促进学术发展，更为学术成果的推广和应用，推动我国医学事业发展。

我国医学发展很不平衡，经济发达地区与落后地区之间差别巨大，先进医疗技术往往只有在大城市、大医院才能开展。在这种情况下，更需要采取有效方式，把现代医学的最新进展以及我国自己的研究成果和先进经验广泛传播开去。

基于以上考虑，科学技术文献出版社精心策划出版《中国医学临床百家》丛书。每本书涵盖一种或一类疾病，由该疾病领域领军专家撰写，重点介绍学术发展历史和最新研究进展，并提供具体临床实践指导。临床疾病上千种，丛书拟以每年百种以上规模持续出版，高时效性地整体展示我国临床研究和实践的最高水平，不能不说是一个重大和艰难的任务。

我浏览了丛书中已经完稿的几本书，感觉都写得很好，既全面阐述有关疾病的基本知识及其来龙去脉，又介绍疾病的最新进展，包括笔者本人及其团队的创新性观点和临床经验，学风严谨，内容深入浅出。相信每一本都保持这样质量的书定会受到医学界的欢迎，成为我国又一项成功的优秀出版工程。

《中国医学临床百家》丛书出版工程的启动，是我国现代医学百年进步的标志，也必将对我国临床医学发展起到积极的推动作用。衷心希望《中国医学临床百家》丛书的出版取得圆满成功！

是为序。

2016 年 5 月

作者简介
Author introduction

白文俊，男，回族，医学博士。北京大学人民医院泌尿外科教授、主任医生、博士生导师。

中国性学会性医学专业委员会副主任委员，中华医学会泌尿外科分会男科学组副组长，中华医学会医疗事故鉴定专家库专家，国家自然科学基金委员会医学科学部评议专家及二审专家。

《中华医学会男科学分会阴茎勃起功能障碍诊断治疗指南（2013 版）》主编，《中华医学会泌尿外科学分会前列腺炎诊断治疗指南（2007—2011 版）》副主编，《中华男科学杂志》和《中国男科学杂志》编委，

《中华医学杂志英文版》特约审稿人。

主要从事泌尿外科及男科的临床、教学和科研工作，尤其对前列腺疾病、男性性功能障碍、男性不育症及青春期发育异常的诊断和治疗有较深的造诣。

前 言
Preface

随着社会发展及人们生活方式的改变，男性不育症的发病率在世界范围内都呈逐年上升的趋势。与此同时，人们也日益关注自身的生殖健康。每对夫妇的生育权利维护和孕育健康孩子需求的增加，使男性不育症的基础研究和诊断治疗逐渐成为一个引人注目的问题。

越来越多的证据表明，生存环境、生活方式、健康状况、全身疾病等因素与男性生殖健康密切相关。男方因素在不育夫妻中所占的比重进行性增加，这对男科医生提出了更高的要求。经过数十年的不断探索和努力，目前国内外对男性不育症的诊断和治疗已经取得了长足的进步，特别是辅助生殖技术和显微手术的发展，圆了许多不育症夫妇的求子梦。

但需要特别指出的是，有关男性不育症的病因和病理生理机制，我们目前知之甚少，以至于在面对某些病例时我们依然束手无策。为此，我们收集总结目前所知的男性不育症相关知识、理论和诊疗技术，并结合自己多年来的临床经验和体会，提出自己对于这一疾病的诊疗观点和建议，供男科医生参考，以期能为促进男性不育症诊疗技术的发展和进步添砖加瓦，造福患者。

男性不育症的治疗较为困难，多数疗法缺乏循证医学证据，争议颇多。本书中的观点只是我们在工作中的点滴总结，水平所限，必有不足之处，望同道们批评指正！

在本书的写作中，还有全国22家医院的男科医生，如于忠国、王爱民、尹文京、米泠波、李建新、李志超、刘磊、刘清尧、姚晓飞、邵为民、张家美、张发东、

张锋、陈勇、陈益民、陈春荣、佟雪松、林谦、周文亮、
欧阳智敏、胡海兵、施长春、徐兴泽、耿冲、萧云备、
景治安、董丙洲和董争明等给予我们很多的帮助、建
议和支持，在此表示衷心的感谢！

目 录
Contents

男性不育症概述

1. 男性不育症的发病率呈上升趋势

世界卫生组织规定，夫妇同居 1 年以上，性生活正常，未采用任何避孕措施，女方检查正常，由于男方生理功能或生殖器官的解剖异常等因素造成女方不能受孕者，称为男性不育症。男性不育症不是一个独立的疾病，而是由某种或多种因素共同造成的结果。

据国外资料统计：已婚夫妇不孕者约占15%，其中20%～25%是男方原因，20%～25%是男女双方共同的原因。所以对男性不育症患者，男女双方都应做相应检查，找准原因，及时治疗。有调查表明：男女性生活正常，未采取任何避孕措施，一般在婚后（或同居）12 个月有 80% 左右女方可以怀孕，第 24 个月有 10% 可以受孕。时间的长短，是以有效的性生活的月数（包括婚前性生活的月数，除外婚后因各种原因分居而没有进行性生活的月数）为准。

现如今，人们的生活习惯和工作方式较以前有了较大变化。大气污染、噪声、放射性物质、化学毒物等因素使人体正常的生物活动规律受到一定程度的干扰和破坏，这些因素均可能损伤男性生殖细胞，影响男性生殖功能；抽烟、吸毒、酗酒、性传播疾病等导致了人体内环境的紊乱，加之工作强度和压力增大，人际关系紧张造成的焦虑和烦躁，生殖腺和生殖道的损害等，使男性不育症患者逐渐增多。

男性不育症应根据病情的轻重，按照由无创到有创、由简单到复杂、由便宜到昂贵的检查诊断顺序，并兼顾近期与远期疗效，避免可能出现的不良反应，精心选择并合理搭配最有效的治疗方法，优化治疗方案，以期取得最佳的治疗效果，达到治病与提高生活质量紧密结合的理想目标。这是一项艰巨的任务，也是我们要认真面对的挑战。

2. 男性不育症患者的心理障碍值得我们关注

随着社会发展及人们生活方式的改变，男性不育症患者逐渐增多。男科医生在诊治过程中往往只注重药物治疗而忽略了心理治疗，导致疗效事倍功半。究其原因，一方面是传统的男科医生缺乏基础的心理学方面的知识，对男科疾病中心理因素没有给予足够的重视；另一方面，由于传统观念的影响，人们对有关性的问题，包括与性有关的疾病有特殊的回避心理，往往被忽视。

男性不育症患者的心理因素非常复杂，有时候很难被识别，其原因在于：①心理因素较隐匿，不易被外人所察觉；②患者常以躯体疾病为主诉，此时心理因素被躯体化；③医生常以一元论作为诊断原则；④医生与患者沟通不到位；⑤男科医生缺乏有关心理疾病识别和诊断技巧的培训；⑥患者掩盖或否认。因此，要想做好一名男科医生不仅要治疗患者的身体疾病，而且要善于治疗患者的心理问题。

男性不育症患者的心理状态比较复杂，概括起来有如下几种：

①意外感：当被医生诊断为男性不育症时，患者最初都是十分意外，没有预先想到自己不能生育，特别是那些

长得男性特征比较突出的患者。

②否认：面对不育的事实，患者一时难以接受，甚至怀疑医生诊断是否正确。为了尽快达到能够生育的目的，想尽办法四处求医、做检查，试图推翻男性不育症的结论。

③自卑感：男性患者在社交场合刻意避开生育的话题，或者减少社交活动，尤其当亲朋好友携带儿女进出社交场合时，这种自卑感更加强烈。我国是一个以家庭组合式为一体的传统国家，在一个家庭中孩子占有重要地位，"不孝有三，无后为大"的儒家传统思想根深蒂固，儿孙满堂是男人成功幸福的标志之一。男性不育症给患者带来巨大压力，使其更加自我封闭与孤独，严重影响患者的工作和生活，从而引起紧张、忧郁和悲伤等不良情绪，使其内分泌功能紊乱，进一步加重病情。

④痛苦感：男性患者享受不到生育的欢乐，便产生一种难言的痛苦，担心别人的歧视，害怕妻子的冷落。

⑤恐惧与紧张感：由于性知识缺乏，导致性心理失常。有的男性患者受工作、学习或其他因素的影响，导致性欲低下，无性兴奋及性高潮，夫妻间关系不和谐，影响夫妻感情，从而产生了紧张和恐惧心理，自然影响生育。

因此，医生要在治疗男性不育症的同时配合心理治疗，给患者以鼓励和安慰，使其消除顾虑，振作精神，树立起战胜疾病的信心。这对男性不育症患者将起到意想不到的治疗效果。有些患者的心理因素要重于疾病本身，一旦心理障碍排除，可以很快恢复正常的生育功能。很多患者一旦领养子女，不久就能很快生育，也是这个道理。对于患有不育症患者的家庭来说，尤其是妻子，应主动淡化此事带来的紧张气氛，为不育者创造一个轻松的家庭氛围，这是治疗心理因素造成男性不育症的一剂良药。

参考文献

1. 白文俊，王晓峰. 现代男科学临床聚焦. 北京：科学出版社，2017：178-184.

2. 郭应禄. 男科学. 北京：人民卫生出版社，2004：1-490.

3. 刘继红. 性功能障碍学. 北京：中国医药科技出版社，2004：1-89.

4. 江开达. 精神病学. 北京：人民卫生出版社，2010：1-29.

5. 桑爱军，俞承荣. 男性不育诊疗指南. 北京：中国医药科技出版社，2010：1-5.

6.Eberhard Nieschlag. 男科学——男性生殖健康与功能障碍 .3 版. 李宏军，李汉忠，主译. 北京：北京大学医学出版社，2013：1-8.

7.Park HJ，Park JK，Park K，et al.Prevalence of premature ejaculation in young and middle-aged men in Korea：a multicenter internet-based survey from the Korean Andrological Society.Asian J Androl，2010，12（6）：880-889.

男性不育症的病因很复杂，诊断应该个体化

3. 男性不育症是病因机制很复杂的一组疾病

婚后约 15% 的夫妇不育，其中 20% ～ 25% 是由于男方存在不育因素引起。男性不育症的治疗首先在于明确其病因，只有明确了病因，才谈得上治疗。近年来，男性不育症的病因学研究取得了广泛进展。根据病因的不同，将男性不育症分为以下类型：①性交和射精功能障碍；②免疫学因素；③特发性不育；④单纯性精浆异常；⑤外源性有害因素影响；⑥系统性疾病；⑦原发性睾丸生精功能障

碍；⑧继发性睾丸生精功能障碍；⑨外伤获得性病因；⑩精索静脉曲张；⑪男性附属性腺感染；⑫其他不明原因。现归纳总结，并结合自己认识分析如下：

（1）性交和射精功能障碍：射精功能障碍在临床上包括早泄、性交不射精和逆行射精。其中不射精和逆行射精会造成男子不育。正常的性交和射精是男性生育的必要步骤，但性交和射精功能障碍多为生理和心理原因所致的勃起不足和（或）性交频率不足；或能正常进行性交，但因糖尿病、膀胱尿道炎症、膀胱颈部肌肉功能异常、尿道下裂、手术或外伤损伤神经没有射精（不射精）与逆行射精，后者为此类不育的常见病因。临床实践发现，糖尿病可引起逆行射精和泌精障碍（前列腺及精囊腺收缩乏力），导致不育。

（2）免疫学因素：精液中或精子表面抗精子抗体（AsAb）的存在可导致男性不育。当血睾屏障被破坏时（如外伤或炎症），精子漏出或巨噬细胞进入生殖道吞噬精子，精子抗原激活免疫系统产生抗精子抗体。当生殖道感染时，可能由于抗微生物抗体与精子膜抗原有交叉反应，造成 AsAb 的产生。也可能因男性精液中的免疫抑制因子缺乏，而使精子受到免疫攻击。

（3）特发性不育：包括：①特发性少精子症；②特发

性弱精子症；③特发性畸形精子症；④特发性无精子症。多数学者认为无精子因素（AZF）主要与非梗阻性无精子症和严重少精子症有关。目前研究发现：AZFa 缺失时 75% 表现为仅有睾丸支持细胞（Sertoli cells），25% 有部分精子生成受阻，这与严重少精相关；AZFb 缺失时，与无精或严重少精相关；AZFc 及 AZFd 缺失时，精子计数从无到正常数量，多为特发性不育的主要原因。此外，线粒体中有一个称为 *POLG* 的基因，若该基因发生突变，患者的精子不仅运动能力很弱，而且还有很多精子畸形。

（4）单纯性精浆异常：该异常包括精子正常，但精浆的物理、生化或细菌学的成分异常，或白细胞数量增多，或精液液化时间过长。国内研究者认为精液不液化常见的原因是精囊炎和前列腺炎所致前列腺分泌的纤溶酶不足、微量元素（镁、锌、铜）缺乏、先天性前列腺缺如等。精液中锌离子浓度小于正常值时能使性腺激素分泌减少，造成精子形成过程障碍，导致少精及不育。有相关统计表明：90% 的精液不液化患者有前列腺炎，而前列腺炎患者有 12% 精液不液化。

（5）外源性有害因素影响：比如抽烟、饮酒、接触放射线、环境有毒污染等相关因素影响。

（6）系统性疾病：肝衰竭和肝硬化，可伴有睾丸萎缩、阳痿和男乳女性化，睾酮水平和代谢清除率降低；且由于雄激素转化雌激素（芳香化酶作用）增加，血雌激素水平增高。尿毒症可伴发男性不育症、性欲减退、勃起功能障碍和男乳女性化，患者睾酮水平降低，卵泡刺激素（FSH）和促黄体生成素（LH）增高，25% 的尿毒症患者催乳素增高。甲状腺功能亢进或减退，也会影响生育能力。甲状腺功能的平衡通过垂体和睾丸两个层面来影响生精，甲状腺功能亢进症或甲状腺功能减退症可改变下丘脑激素的分泌和雌 / 雄激素比值，甲状腺功能异常约占男性不育原因的 0.5%。不育合并睾丸炎者可占腮腺炎患者的25% 左右，腮腺炎睾丸炎可导致睾丸曲细精管上皮细胞和间质细胞不可逆的损伤，严重时可出现睾丸萎缩，从而引起不育症。

（7）原发性睾丸生精功能障碍：包括无睾症、睾丸发育不良综合征、遗传学异常、生精细胞发育不良和生精阻滞五类。

（8）继发性睾丸生精功能障碍：包括下丘脑及以上因素和垂体因素。

（9）外伤获得性病因：①睾丸创伤：由于其免疫状况特殊（免疫豁免区），睾丸损伤除导致组织萎缩外，还可激发异常的免疫反应，两者均可引发男性不育症。睾丸血管、输精管道的医源性损伤也会导致不育。②睾丸扭转：青春期前儿童和青春发动早期多见。精索扭转可导致睾丸抗原在自身免疫系统的接种，为免疫性不育症埋下隐患；对侧"健睾"也可能有组织学异常的表现。精索扭转在发病后 6 小时内手术纠正，睾丸功能可保留。

（10）精索静脉曲张：精索静脉曲张是导致男性不育的一个重要因素，但其机制仍不十分清楚，有睾丸温度升高机制、睾丸缺血缺氧机制、毒素反流机制、附睾损害机制、免疫学机制和生殖激素机制等（详见相关章节）。

（11）男性附属性腺感染：近年来，支原体和衣原体引起男性生殖道感染有所上升。由于支原体和衣原体有黏附精子的作用，当人体感染支原体和衣原体后，其可进入精子内部大量繁殖从而造成精子膜和顶体的破坏，阻碍精子的运动，并产生神经氨酸样物质干扰精子与卵母细胞的结合，或随精子进入卵母细胞，造成胚胎死亡。与此同时，支原体和衣原体具备与精子相同的抗原，可以通过免疫机制产生自身抗体或细胞免疫而影响受孕。慢性前列腺炎导致男性不育症的原因，是影响精子的运动、功能及精液的理化性质。

（12）其他不明原因：受相关基础研究和对疾病认识的局限，目前临床上有些男性不育症利用现有的技术还找不到明确原因。

总之，男性不育症的病因仍需我们进一步研究，这有助于男性不育症的诊断和治疗。

4. 男性不育症的检查与诊断应该个体化

男性不育症的检查离不开详细的问诊、专业的体格检查和有针对性的辅助检查。问诊时医生要详问婚史、生育史，是否为有效同居，女方有无流产史及妇科病史。男方要详细询问生长发育史，性生活状态，有无致女性怀孕经历，有无泌尿系感染病史以及手术外伤史（如腹股沟疝、隐睾、睾丸扭转等），腮腺炎、睾丸炎病史，棉籽油食用史，发热史，生殖毒性用药史，性传播疾病史，家族史及职业生活习惯等因素综合分析。

体格检查包括外生殖器的视诊和触诊，看其是否发育正常，包括阴毛、睾丸和附睾的大小、形态、质地，输精管及精索静脉、直肠指检等。通过精液检查等多种临床检查，对睾丸生精功能进行评价判断；根据有无射精高潮及精液生化检查，射精后尿检鉴别逆行射精或不射精；经内分泌检查及泌尿生殖系超声判断是否为睾丸、精液通路或性腺轴的问题；染色体检查可以分析患者是否需要遗传学筛选等。

（1）精液分析和精子 DNA 完整性检测：精液分析是男性不育症检测中不可缺少的一项，有 15% ～ 25% 男性不育症患者的精液虽然在常规检测中检查正常，但是精子 DNA 完整性较差。男性不育症患者的精子 DNA 完整性不仅会严重影响精子的受精能力、受精后原核的形成，而且可能导致流产、后代先天畸形或患有某些遗传性疾病。因此，针对这些患者，精子 DNA 碎片化程度被认为是一个新的评价精液质量和预测生育能力的指标。

精子 DNA 完整性检测适用人群：①习惯性流产、胚胎停育等不良生育史患者的男性配偶以及男性不育症患者（无精症患者除外，其适用于 Y 染色体微缺失检测）；②患有少 / 弱精子症、生殖道感染或精索静脉曲张的患者；③为了优生自愿做检查者或是之前有不良生活习惯（吸烟 / 饮酒 / 蒸桑拿等），准备生育者；④长期接受过化疗、放疗或是服用药物和激素者；⑤之前发现有精子 DNA 碎片率异常，后进行治疗、复查、观察疗效者；⑥精子库中所有用来进行人工辅助生殖的样本。

临床意义：正常碎片率 <10%，表示男性具有正常的生育能力；临界碎片率：10% ～ 15%，表示生育力有降低的趋势，无论是自然妊娠还是人工助孕，其成功率可能

降低，并且反复流产可能性增加（精子碎片率和体外受精IVF以及ICSI成功率、胚胎质量负相关）；异常碎片率＞15%，表示男性生育力降低，无论是自然妊娠还是IUI助孕成功率都很低，且IVF/ICSI助孕有流产风险增加的可能；异常碎片率超过30%很难临床妊娠。

（2）精液脱落细胞学：包括精子形态学和生精细胞学，主要以精子形态学为依据，包括：精子、生精细胞、粒细胞、红细胞、巨噬细胞、线索细胞、细胞骨架、结晶、细菌等有形成分。精液脱落细胞学的应用，显著提高了精子、精液诊断的准确性和科学性，减少了治疗的盲目性。可评估睾丸损害程度和恢复能力，动态观察生精细胞变化，为疗效观察和预后判断提供依据。精液中出现生精细胞脱落高峰期，是睾丸生殖障碍的明显信号。

（3）精子顶体酶活力检测：顶体酶原存在于精子顶体内膜及赤道部膜上，通常以无活性形式存在，当精子头部进入卵透明带时，顶体酶原才被激活为顶体酶。此酶是受精过程中不可缺少的一种中性蛋白水解酶，其作用类似于胰蛋白酶，它能水解卵透明带糖蛋白，使精子穿过卵丘再穿过透明带，使精子与卵子融合。适用人群：男性不育症患者。参考值：(36.72 ± 21.43) U/L（BAEE-ADH法）。临床意义：顶体酶对于精子的运动和受精过程都是不可缺少的，顶体酶活力不足可导致男性不育。因此精子顶体酶活力测定可作为精子受精能力和诊断男性不育症的参考指标。

（4）精液生化检测：当精液量很少或者精液中无精子时，精液生化的检测就显得尤为重要。果糖用于检测精囊功能，有助于无精子症病因的诊断。还有酸性磷酸酶、柠檬酸、蛋白质、微量元素、乳酸脱氢酶 X、精浆肉碱等。中性 α- 葡萄糖苷酶可作为附睾的功能指标，用于鉴别梗阻性与非梗阻性无精子症。此外，抑制素 B 由睾丸支持细胞分泌，参与生殖内分泌、旁分泌及自分泌的调节。区分睾丸取精是否能成功的 INHB 水平为 > 40pg/ml（敏感性90%，特异性 100%）。INHB 可用于男性不育症的病因诊断，监测放、化疗对生精功能的损伤以及对隐睾症、精索静脉曲张治疗疗效的评估。

（5）50% ～ 60% 的非梗阻性无精子症的曲细精管内存在精子，可用于卵细胞胞浆内单精子显微注射（ICSI）治疗，此时睾丸活检就派上用场了。活检时取多点不同位置的标本能反映不同部位的生精情况。睾丸活检时应尽量取足够精子冷冻保存以备 ICSI 使用，如果这些精子尚活动，ICSI 后的受精率或种植率将更高。

（6）抗精子抗体（AsAb）检测：AsAb 可能存在于血清、精浆或精子表面，精子表面抗体与不育的相关性最强。多数观点认为测定生殖道局部 AsAb 比测定血清中 AsAb 更为重要。

（7）染色体核型分析：据统计 2%～15% 的无精子症或严重少精症存在性染色体或常染色体的异常。血细胞遗传学的检测核型可确定遗传异常是否存在。检测的适用人群：①无精子症；②严重少精子症（< 5×10⁶/ml 应为 $< 5 \times 10^6/\text{ml}$）；③夫妇一方为染色体病患者，或曾妊娠、生育过染色体病患儿的孕妇；④夫妇一方为先天性神经管缺陷患者，或曾妊娠、生育过该病患儿的孕妇；⑤有不明原因自然流产史、畸胎史、死胎或死产史的孕妇。

（8）Y 染色体微缺失检测：Y 染色体上存在影响精子发生的无精子因子（AZF）区域，进一步可分为 AZFa、AZFb 和 AZFc 三个区域。Y 染色体微缺失遗传型与表型的关系已进行了大量研究，对临床有重要的指导意义。适用人群：①无精子症；②严重少精子症（$< 5 \times 10^6/\text{ml}$）。

Y 染色体微缺失检测临床意义：AZFa、AZFb 和 AZFc 三个区域全部缺失的患者，100% 表现为无精子症，不可能通过任何手段从睾丸中获得精子。AZFa 区域整段缺失通常导致唯支持细胞综合征（sertoli cell only syndrome，SCOS），临床表现为无精子症。如果诊断为整段 AZFa 区域缺失，若想从睾丸中获得精子进行 ICSI 可能性很小。

AZFb 和 AZFb+c 整段缺失的典型睾丸组织学特征是 SCOS 或生精阻滞；与 AZFa 区域整段缺失的情况类似，此类患者在睾丸穿刺时也找不到精子，因此，此类患者不推荐施行 ICSI。AZFc 缺失的临床和睾丸组织学表型多种多样。一般说来，AZFc 缺失患者尚残存精子生成能力，见于无精子症或严重少精子症患者。在无精子症患者中，AZFc 缺失者通过 TESE 获得精子的机会要大得多，也可以进行 ICSI 受孕；但这些患者的男性子代将是 AZFc 缺失的携带者。

（9）超声检查：阴囊超声检查睾丸及周围的病变性质和起源。探查精索静脉，测量血流形态和静脉管径。一般来说蔓状静脉的直径＞2mm 被视为异常。Valsalva 动作时精索静脉内血液逆流也是精索静脉曲张的特征。经直肠超声（TRUS）可以检查前列腺、精囊和射精管。TRUS 显示精囊扩张（宽径＞1.5cm）或射精管扩张（＞2.3mm）伴囊肿、钙化或结石者，高度提示有射精管阻塞。

（10）在治疗上，对于一些特殊类型的男性不育症，在通过以上检查诊断方法明确诊断后，才能分别给予针对性的治疗。比如特发性少弱精症患者，可给予雌激素拮抗剂治疗，目的是减少雌激素的负反馈，提高 FSH、LH、T，间接促进睾丸生精。而对于患 Kallmann 综合征的患者，由于其缺乏 GnRH，不足以维持正常的垂体功能，所以对这类患者可使用 HCG 和重组 FSH，或用 GnRH 泵，以脉冲方式注射 GnRH，效果良好。

参考文献

1.EmilA.Tanagho. 史密斯普通泌尿外科学 . 张小东，译 . 北京：人民卫生出版社，2005：650–690.

2. 魏恩 . 坎贝尔－沃尔什泌尿外科学 .9 版 . 周立群，郭应禄，译 . 北京：北京大学医学出版社，2009：607–737.

3. 庄广伦 . 现代辅助生育技术 . 北京：人民卫生出版社，2005：39–57.

4. 王淑红，田慧艳，钟万，等 . 不孕不育患者泌尿生殖道支原体感染及其药敏分析 . 中国计划生育学杂志，2015，23（2）：129–130.

5.张蔚，王玉庆，耿琳琳 . 不孕不育患者支原体感染状况及药物敏感结果分析 . 中国计划生育学杂志，2012，20（3）：193–195.

男性生殖系统的分化发育异常可能导致男性不育症

5. 无睾症患者解决生育问题目前只能靠供精人工授精

先天性无睾症是指身体内没有睾丸存在，常常伴有附睾、输精管同时缺如，是一种先天性疾病，其病因尚不清楚，可能在性别分化后，胚胎期睾丸被毒素破坏或因睾丸扭转、血供障碍等因素所破坏，致使睾丸不再发育而萎缩消失。

无睾症临床上罕见，可分为：睾丸缺如，睾丸、附睾和输精管的一部分缺如，睾丸、附睾和输精管全部缺如。

诊断要点：①家族中可有类似发病史；②阴囊内空虚无睾丸，阴茎小，阴囊发育不良，无阴毛生长；③类无睾体型发育，皮肤细腻，色白，皮下脂肪丰满，语调高、尖，无生殖能力，性功能障碍；④超声检查或手术探查腹部未见睾丸；⑤血 FSH、LH 明显升高，T 降低。染色体检查为 46，XY。

此症应与隐睾相鉴别，尤其是双侧无睾者。双侧无睾一般性功能缺乏，而隐睾仍可保持男性性功能。睾酮水平的测定可协助鉴别诊断，其方法为单次注射绒毛膜促性腺激素 5000U 后，隐睾患者睾酮明显上升，如有染色体异常则应考虑为性别畸形。双侧无睾丸者多在青春期就诊。

药物治疗方面：青春期开始及时用睾酮替代治疗，使外生殖器得到较好发育，但双侧无睾丸者因缺乏生精细胞，故无法生成精子，也就无法获得自己遗传学上的后代。用药期间定期监测睾酮水平，调整用药剂量。在生育方面，可行睾丸移植术、选择精子库供精或领养。

6. 隐睾可能导致的不育与隐睾单双侧、睾丸位置和手术时机相关

隐睾也称睾丸未降，是指婴儿出生时一侧或双侧睾丸未降入阴囊而停留在睾丸下降途径中的某一个部位，如腰腹部、腹股沟管或外环口等处。隐睾是小儿的一种常见病，其发病率足月儿为 3.4%，早产儿可达 30%。隐睾的发

生率，左侧为 30%，右侧为 50%，双侧为 20%。

睾丸下降分为腹内段及腹股沟段。腹内段下降时，引带及生殖腹股沟韧带发挥重要作用。雄激素使睾丸悬韧带退化，控制睾丸分两阶段下降，HCG 是间接作用。引带的发育依赖间质细胞表达的胰岛素样因子 -3（*Insl-3*）基因及蛋白，*Insl-3* 使睾丸引带增大增粗，后者将睾丸牵引至腹股沟区。胚胎在 7～8 周时睾丸开始分化，形成鞘状突，12 周时睾丸经腹下降至腹股沟内环，26～28 周时睾丸引带膨胀形成腹股沟管。随之，睾丸从腹股沟管内环经腹股沟管出外环而进入阴囊。抗苗勒激素（AMH）调控睾丸腹内段的下降，生殖股神经释放的降钙素基因相关肽（CGRP）与睾丸引带上的 CGRP 受体紧密结合，引导睾丸引带移向阴囊。

根据睾丸下降程度及隐睾的位置，分为以下三个类型：①腹内型：位于腹腔或腹膜后，通常称为高位隐睾；②腹股沟型：位于腹股沟区内环与外环之间；③腹股沟下型，位于阴囊上部。

（1）隐睾的病因和发病机制尚不清楚，可能与下列因素有关：①遗传因素：隐睾具有遗传倾向，家族中发病率接近 14%。②内分泌因素：睾丸下降过程与睾酮水平密切相关，睾酮 - 双氢睾酮与精索和阴囊表面的受体蛋白结合，促使睾丸下降。下丘脑 - 垂体 - 睾丸轴失衡导致隐睾患者睾酮水平低于正常，导致隐睾。内分泌因素所致的隐睾多为双侧隐睾。③解剖因素：隐睾者鞘状突多终止于耻骨结节或阴囊上方，而异常的引带残余及筋膜覆盖阴囊入口，这些都可阻止睾丸下降。解剖因素引起的隐睾多为单侧。

（2）隐睾对睾丸生精功能的影响：隐睾导致生精障碍的机制包括睾丸发育不良、性腺轴异常、免疫学损害及梗阻。刚出生的隐睾患者，睾丸中存在生殖细胞，但是到了15个月后，其生殖细胞可能减少。正常情况下，睾丸生殖母细胞从出生后3个月开始转化成A类精原细胞，大约到1岁时完成转化。隐睾患者中该过程是异常的，A类细胞的减少导致精子形成所需的生精干细胞不足，随后导致精子数少以致不育。因此，出生3～12个月应该是能否保存生育力的关键时期。隐睾位置是生精障碍程度的预测因素，隐睾位置越高睾丸体积越小，生殖细胞受损越严重。近期研究认为单侧隐睾对生育影响小。

（3）隐睾的诊断并不困难，根据临床表现和体格检查多数可以确诊。体格检查可发现患侧或双侧隐睾者阴囊发育差，阴囊空虚。80%隐睾可触及，20%为不可触及隐睾。

实验室检查时可做性腺轴激素试验：双侧隐睾伴随阴茎短小、尿道下裂等需要鉴别无睾症，进行HCG刺激试验、雄激素、FSH、LH、MIS/AMH测定等。HCG刺激试验方法为：注射 HCG 1500U，隔日 1 次，共 3 次，注射前后检查血清中睾酮水平，如果注射后血清睾酮水平升高，表示有功能性睾丸组织存在。当血中 FSH 及 LH 升高，睾酮水平低下时，大剂量 HCG 肌内注射后睾酮水平无升高为激发试验阴性，预示无睾症或先天性睾丸发育极度不良，其 HCG 阳性预测值为 89%，阴性预测值为 100%。

染色体核型分析：如果未找到睾丸，伴随阴茎短小、尿道下裂等，需进行染色体核型、遗传基因及 AMH 测定。

影像学检查：超声检查具有无创、简便、价格低廉且诊断率高的特点，可作为隐睾检查的首选方法。对腹股沟部位隐睾的诊断准确性极高，对腹腔内隐睾，因受肠道积气的影响，诊断有一定难度。CT 检查对腹股沟部位的隐睾诊断有重要意义，主要缺点是辐射强。MRI 检查对不可触及型隐睾的诊断有重要价值，可更好地区分睾丸组织与周围软组织，特别对于肥胖患者，MRI 优于超声，但价格昂贵，且小儿不易配合。

腹腔镜探查：对于没有性发育障碍证据的不可触及隐睾，腹腔镜是诊断的金标准，腹腔镜识别腹腔内睾丸的敏感性和特异性几乎达到 100%。

（4）隐睾的鉴别诊断：①无睾症：体检及影像学检查不能找到睾丸，睾酮基础水平低（青春期前水平），基础

FSH 和 LH 水平高（9 岁以前可不升高），染色体核型正常。HCG 刺激试验睾酮无反应均提示无睾。患者血浆中未检测到抗苗勒氏管激素（AMH），则进一步提示无睾。无睾症患者一经确诊，在达到青春期年龄时（13～14 岁），可以开始睾酮替代治疗。②睾丸回缩：是指在寒冷等刺激作用下提睾肌发生强烈反射，睾丸回缩至腹股沟管内，但待局部温暖后睾丸可复现。如果新生儿期可触及睾丸，但以后的体检中却触及不到，则可能诊断为睾丸回缩。体检如果睾丸位于阴囊上位置，牵拉后可降至阴囊并停留则诊断为睾丸回缩；如果牵拉不能降至阴囊或不能在阴囊内停留则诊断为隐睾。睾丸回缩生育能力一般正常，且有自然降至阴囊内的趋势，多无需手术矫正，需观察。

（5）隐睾治疗的目的是保护睾丸的正常功能，减少睾丸肿瘤的发生。

观察等待：3.4% 的足月男婴和 30% 早产男婴出现单侧或双侧隐睾，但是大多数在出生后 3 个月内会降至阴囊（得益于出生后半年内的模拟青春期，性腺轴短期活化），至 1 岁时，隐睾的发病率降至 0.8%。绝大多数隐睾患者出生后前 6 个月生殖细胞的总数是在正常范围内，6 个月后睾丸下降率明显降低而且对睾丸损害增加，隐睾在 1 岁以上可见到生精上皮的超微结构变化。鉴于 3 个月到 1 岁之间应该是能否保存生育力的关键时期，推荐观察等待的时间为 6 ～ 12 个月。

药物治疗：由于目前对隐睾尚无统一的分类，疗效也缺乏统一客观的评价标准，各报道者之间有很大差异。文献报道激素治疗成功率为 6% ～ 75%，总体 20% 左右，治疗后由于睾丸的再次上升而有效率下降到 15% 左右。目前应用的内分泌激素有：①绒毛膜促性腺激素（HCG），类似于黄体生成激素（LH），刺激间质细胞，产生睾酮。一般使用一个疗程，总剂量 5000 ～ 10 000U，分 10 次，间隔 1 ～ 3 天，注射完成。②促性腺激素释放激素（GnRH），作用于垂体前叶，促使垂体释放 LH 和 FSH，被释放的 LH 发挥与 HCG 相同的作用。LHRH 的优点是可采用鼻黏膜喷雾给药，每侧鼻孔 200 µg，每天 3 次，每天总量 1.2mg，连续 28 天，鼻黏膜喷雾给药，无任何痛苦，即使感冒流涕时仍可继续治疗。对经术前应用 LHRH 治疗，睾丸未能下降的隐睾进行活检，结果显示其组织学表现较未接受激素治疗者有明显改善。激素治疗的效果与隐睾所处的位置关系密切，位置越低，治疗效果往往越好。腹内隐睾患者激素治疗几乎无效。在可缩回睾丸或获得性隐睾的治疗中，激素治疗有效率高。近年来国内外相关研究发现，在 1 ～ 3 岁的小儿隐睾中使用 HCG 治疗，因生精细胞尚未发育，随访发现成年后出现睾丸发育不良，体积缩小，生殖功能降低。目前，美国及欧洲泌尿外科学会的隐睾治疗指南已不推荐该疗法。

睾丸下降固定术是手术治疗隐睾的主要方法。睾丸固定术解剖位置成功率达到95%，并发症风险率低（1%）。在出生15～18个月后，一些隐睾患者睾丸生殖细胞出现减少，3岁以后生精细胞缺失率高达93%，所以睾丸固定术最佳手术年龄段应该在6～12个月，最迟应在18个月内进行手术，无需常规活检。如果隐睾是这个年龄段之后发现的，确诊后应尽快手术。

（6）未触及睾丸的处理：双侧触不到睾丸者，视外生殖器情况要做染色体检查，并可通过HCG激发试验来初步判断睾丸存在与否，但手术探查是唯一可靠的办法。在腹股沟管内未能找到睾丸，但如果发现有精索盲端，则提示已无睾丸，不必再广泛探查；如果只发现盲端输精管或附睾，应考虑输精管、附睾可能与睾丸完全分离，必须继续在腹膜后探查，直至找到睾丸原始发育的部位。对于10岁以上腹腔内隐睾患者，如果对侧睾丸正常，为了减少其恶变风险，建议行隐睾切除术。

（7）萎缩睾丸的处理：少数萎缩睾丸估计已无内分泌功能，青春期发现的单侧隐睾，或已有恶变可疑者行睾丸切除。双侧发育不良的小睾丸应尽量保留，放入阴囊或皮下，一旦恶变时易于发现。

总之，我认为隐睾的诊断和治疗应在出生后 6 ～ 12 个月进行。腹腔镜是诊断和治疗腹腔内睾丸的最佳方式。睾丸下降固定术是将睾丸降至阴囊最成功的治疗，最佳手术年龄段应该在 12 个月左右，不推荐激素治疗。

7. 睾丸微石症很少导致不育

睾丸微石症（testicular microlithiasis，TM）是以睾丸内多发钙化为特征的一种临床综合征，是一种相对少见的疾病。虽然 TM 的预防及治疗目前尚鲜见报道，但 TM 的病因、发病机制、流行病学及超声表现，特别是与男性不育的相关性，已引起我们的重视。

（1）TM 的发生率为 0.6% ～ 20.2%，平均为 3.3%。这些都是在不同原因就诊（如男性不育症、睾丸肿瘤等）患者中统计的，而健康人群中 TM 的发生率则尚无报道。虽然各报道发生率不同，但逐渐达成的共识是 TM 的发生率正逐渐升高。有经验的超声大夫加上高频小探头，可以大大提高睾丸微石症的检出率。TM 患者中不育症的发生率在 17% ～ 23%，男性不育症患者中 TM 的发生率为

3.1% ~ 6.9%。

（2）TM 的病因目前尚不清楚，有学者认为先天睾丸组织异常，在 TM 的发生中起着重要作用。有研究发现，隐睾症手术治疗后 16 ~ 27 年，TM 的发生率为 2.6%，与儿童期发生睾丸异常者 TM 发生相似；但在未手术的成年人隐睾症中，TM 发生率高达 50%，先天性睾丸畸形在儿童期治疗可明显降低成人后 TM 的发生率。目前认为 TM 多与其他疾病同时被发现，但也有仅发现 TM 而无睾丸其他内外病变的报道。因此，TM 究竟是上述疾病的病因或结果还是偶然巧合目前尚无明确结论。

（3）有研究报道：伴有 TM 的男性不育症患者的精液质量中，精子的活力及移动度明显比非 TM 患者的精子活力和移动度弱，精子的功能与 TM 的程度相关。伴有 TM 的男性不育症患者睾丸活检显示曲细精管萎缩，30% ~ 40% 曲细精管中存在细胞碎片。退化的曲细精管影响精子的产生，而萎缩的曲细精管、细胞碎片和微石妨碍精子的运动，这可能是男性不育的原因。退化的曲精小管上皮细胞、微石阻塞曲精小管，影响精子的产生，可能是 TM 导致不育的原因。

（4）睾丸微石症无明显临床症状和体征，国内外学者以超声检查作为发现 TM 的首选方法。TM 是一种比较罕见的疾病，其治疗及预防目前尚不清楚。曾有学者尝试用他莫昔芬（20mg，tid）治疗 TM 引起的男性不育症，但疗效不佳。目前认为，对于 TM 所引起的男性不育症行精子卵浆内注射技术（ICSI）是最好的方法。

早期曾认为 TM 是一种良性疾病，但后来逐渐发现 TM 有发生睾丸肿瘤的倾向。目前多数学者认为：由于 TM 与睾丸肿瘤的关系密切，特别是对于合并男性不育症的 TM 患者，在发现本病后应每隔 6～12 个月随访 1 次。随访内容应包括睾丸的查体以及超声检查，以便及时发现睾丸肿瘤。而肿瘤标志物、腹部和盆腔 CT、睾丸活检则没有必要，儿童期确诊的患者应随访至成人。这些都是我们需要重视和注意的。

8. 尿道下裂可能导致不育，与尿道口位置及修补手术相关

尿道下裂是一种男性尿道开口位置异常的先天缺陷，尿道口可分布在正常尿道口至会阴部的连线上，多数患者可伴有阴茎向腹侧弯曲的症状。在尿道下裂中，阴茎筋膜和皮肤在孕期 8～14 周发育过程中未能在阴茎腹侧正常发育，尿道沟融合不全时可形成尿道下裂，同时尿道海绵体也发育不全，在尿道下裂的远端形成索状，可导致阴茎

弯曲。

多数尿道下裂病例没有明确的病因，大部分学者认为有多个因素参与尿道下裂的形成。有少数病例可能是由于单基因突变引起，而文献中报道的多数病例与产妇高龄、内分泌水平、促排卵药、抗癫痫药、低体重儿、先兆子痫以及其他环境因素相关。

由于尿道下裂而致阴茎弯曲，不能正常排尿和性生活者，需手术治疗。手术治疗是为了使患者可以站立排尿，并能够过性生活和在阴道内射精。

对于程度较轻的患者，如阴茎头型或部分阴茎型患者，因阴茎弯曲较轻，不合并隐睾，多可正常性生活并完成阴道内射精，故常不影响生育，可自然怀孕并生育后代。对于程度较重，阴茎弯曲角度大，常无法插入完成性交的患者，应积极手术矫正。若术后仍无法正常性交和阴道内射精，但能手淫排精者，可通过人工授精，用辅助生殖的方式获得遗传学后代。若合并隐睾者，参考隐睾的相关处理原则。

参考文献

1. 白文俊，王晓峰.现代男科学临床聚焦.北京：科学出版社，2017：16-24，101-103.

2. 那彦群，叶章群，孙颖浩，等 . 中国泌尿外科疾病诊断治疗指南手册（2014 版）. 北京：人民卫生出版社，2014：462-465.

3. 沈晓明，桂永浩 . 临床儿科学 . 北京：人民卫生出版社，2005：764-765.

4. 郭应禄，胡礼泉 . 男科学 . 北京：人民卫生出版社，2004：1-454.

5. 刘继红，熊承良 . 性功能障碍学 . 北京：中国医药科技出版社，2004：1-33.

6. 桑爱军，俞承荣 . 男性不育诊疗指南 . 中国医药科技出版社，2010：1-5.

7.Eberhard Nieschlag，Hermann M.Behre，Susan Nieschlag. 男科学——男性生殖健康与功能障碍 .3 版 . 李宏军，李汉忠，译 . 北京：北京大学医学出版社，2013：1-8.

8.Kolon TF，Herndon CD，Baker LA，et al. Evaluation and treatment of cryptorchidism：AUA guideline.J Urol，2014，192（2）：337-345.

9.Keys C，Heloury Y. Retractile testes：a review of the current literature.J Pediatr Urol，2012，8（1）：2-6.

10.AbouZeid AA，Mousa MH，Soliman HA，et al. Intra-abdominal testis：histological alterations and significance of biopsy.J Urol，2011，185（1）：269-274.

11.Kolon TF，Herndon CD，Baker LA，et al. Evaluation and treatment of cryptorchidism：AUA guideline.J Urol，2014，192（2）：337-345.

12.Abou Zeid AA，Mousa MH，Soliman HA，et al. Intra-abdominal testis：histological alterations and significance of biopsy.J Urol，2011，185（1）：269-274.

精道梗阻可能导致不育

$9.$ 梗阻性无精子症是导致男性不育的直接原因之一

男性不育症是当今世界男性学科研究中的热点和难点，其中梗阻性无精子症（obstructive azoospermia，OA）占男性不育的 10% ～ 15%。睾丸精曲小管内有成熟的精子，但射出的精液中未检出精子及生精细胞（精液离心3000rpm/10min，显微镜 400 倍），连续 3 次，同时排除不射精、泌精障碍及逆向射精者，称之为梗阻性无精子症。

（1）梗阻性无精子症的病因有先天因素及后天因素，其中后天因素比较多见。梗阻性无精子症按梗阻部位分睾丸内梗阻、附睾梗阻、输精管梗阻、射精管区域梗阻以及动力性梗阻，其中附睾梗阻是梗阻性无精子症最常见的原因。

（2）梗阻性无精子症的诊断应包含三个方面：定性诊断、定位诊断和病因诊断。首先判断睾丸是否具备生精功能、精道有无梗阻、梗阻是否妨碍了精子的排出。在定性的基础上继续确定梗阻部位：是单处梗阻还是多处梗阻，是节段性梗阻还是全长梗阻，梗阻的程度如何（完全性还是部分性?），梗阻的原因是什么（解剖性或动力性? 先天性或获得性?）。

（3）一些常见辅助检查可以帮助诊断。精液常规检查：正常精液呈灰白色、精液量 2 ～ 6ml、pH 7.2 ～ 8.0。精液检查应禁欲 3 ～ 5 天取精，经 3 次及以上精液离心后检查未发现精子者，可诊断无精子症。OA 时精液量＞ 2ml、pH 正常，提示输出小管、输精管 - 附睾梗阻；精液量＜ 1ml、pH ＜ 7.2 时，提示射精管、精囊部梗阻。

精浆生化分析：精浆生化检查对梗阻性无精子症的诊断有一定的帮助。精浆果糖来源于精囊腺，存在于精液中。精浆果糖过低，常提示精囊腺炎症、雄激素缺乏、射精管道部分梗阻或射精不完全；精浆果糖阴性常提示精囊腺缺如或射精管梗阻；精浆中性糖苷酶反映附睾功能及通畅性，中性糖苷酶过低提示附睾及输精管、射精管区域梗阻；弹性蛋白酶升高提示精道感染存在。

精液脱落细胞检查：观察精液中各种脱落细胞包括各级生精细胞、白细胞、原虫等。如果精液细胞染色中发现精原细胞或精母细胞，提示多为精子生成功能障碍，而非梗阻性无精子症。

射精后尿液分析：射精后尿液分析是对射精后首次尿液进行显微镜检查，以了解有无精子存在。对精液量和精子数目少的糖尿病患者，盆腔、膀胱或腹膜后手术后的患者或接受前列腺增生症药物治疗的患者，应行射精后尿液分析。

性激素检查：性激素检查可反映下丘脑 - 垂体 - 性腺轴对睾丸生精功能的调控。当生精功能障碍时，FSH 经常表现出反应性升高；当患者下丘脑或垂体功能紊乱时，患者血清促性腺激素和睾酮水平下降，生精功能低下（低促性腺型性腺功能减退症）。梗阻性无精子症患者激素水平大致正常，而非梗阻性无精子症患者 FSH 升高或者降低。

睾丸活检：睾丸活检的目的一是鉴别梗阻性或非梗阻性无精子症，二是为体外受精 - 胚胎移植（IVF-ET）获取精子。梗阻性无精子症患者睾丸活检标本可见各级生精细胞及精子。生精功能低下的患者，曲细精管内各种生精成分数目均减少，可表现为少精子症，严重者可表现为无精子症。精子成熟阻滞包括：初级精母细胞阶段→精子形成阶段→精子释放障碍。完全阻滞导致无精子症，部分阻滞可致严重少精子症。

遗传学检查：染色体核型检查包含染色体数目异常、结构异常、多态性；基因检测，如 Y 染色体微缺失。

影像学检查：输精管造影是评价输精管和射精管道通畅情况的常用放射检查，无精子症患者，当睾丸活检有成熟精子时，输精管造影术用于确定梗阻的部位，正常输精管造影应显示输精管全长、精囊、射精管和膀胱。观察精索静脉曲张及睾丸病变，首选阴囊超声。如发现附睾区域梗阻，做附睾－输精管吻合术。阴囊超声无异常时，选择经直肠超声（TRUS）。射精管区域梗阻情况下，如无囊肿则行 TRUS 引导精囊抽吸及造影；有囊肿者，TRUS 引导囊肿抽吸造影，囊肿与精道相通者行囊肿开窗术，囊肿与精道不通者行囊肿减压术，减压失败者选择精囊镜手术或经尿道射精管切开术（TURED）。TRUS 发现射精管区域异常而不能确定诊断者，可试行 MRI 检查。

（4）梗阻性无精子症的治疗，主要是通过手术的方式解除局部精道梗阻，恢复精道通畅性。常见的方式有：输精管吻合术、输精管附睾吻合术、精道内镜治疗射精管区域梗阻、TRUS 引导下囊肿抽吸减压术以及经尿道射精管口切开术。

10. 梗阻性少弱畸精子综合征同样可能导致不育

少精子症是男性不育的重要原因之一，其病因很多，治疗方式繁多，疗效确切的方法较少。根据 WHO 标准：精子数 $< 20 \times 10^6/ml$，为少精子症；在 $(5 \sim 10) \times 10^6/ml$ 之间，为中度少精子症；$< 5 \times 10^6/ml$，为重度少精子症。十分严重的少精子症，仅在精液离心沉淀中，于高倍镜下见到 $1 \sim 2$ 个精子。由于精液排出通道不完全性梗阻所造成的少精子症，被称为梗阻性少精子症。

根据《WHO 人类精子检查和处理实验室手册》(第五版)定义：如果精液分析检查两次或两次以上发现前向运动精子（PR）比例 $\leq 32\%$，或总活动力（PR+NR）比例 $\leq 40\%$，则可诊断为弱精子症。精子的运动功能或运动能力的强弱直接关系到人类的生殖，只有正常做前向运动的精子才能确保精子抵达输卵管壶腹部与卵子结合形成受精卵。因精子活力低下而导致的男性不育约占 30%。生殖管道的不全梗阻，会导致精子过长时间在生殖道停留，引起精子活力下降，畸形率增高，被称为梗阻性少弱畸精子综合征。

梗阻性少弱畸精子综合征的病因与梗阻性无精子症相同，区别在于前者为部分梗阻或动力性梗阻，而后者为完全性梗阻，机械性梗阻。其病因有先天（如多囊肾）及后天因素（如糖尿病、脊髓病变和损伤、盆腔神经损伤等），其中后天性因素比较多见。

梗阻性少弱畸精子综合征的治疗包括以下几个方面：

（1）非特异性药物治疗：①增加精子数量的药物如抗雌激素类药物（如氯米芬、他莫昔芬）、促性腺激素、促性腺激素释放激素（GnRH）、芳香化酶抑制剂等。②卡尼汀，又称肉碱，是细胞中一种天然类维生素物质，是脂肪氧化过程中不可缺少的一种重要成分，对细胞能量的产生和转运可起到重要作用，可提高精子活力。临床资料显示，弱精子症男性精液肉碱浓度与精子密度、活率、膜功能、精子 DNA 完整性及宫颈黏液穿透试验呈正相关；口服左卡尼汀可提高少弱精子症患者的精子活率及活动力。③己酮可可碱为磷酸二酯酶抑制剂，其用于治疗特发性不育的机制可能会改善睾丸的微循环，减少 cAMP 的降解，增加细胞内糖分解和 ATP 的合成，从而增加精子活力。④胰激肽释放酶：目前研究认为胰激肽释放酶可刺激精子的活力和精子生成，其机制可能包括提高精子代谢、增加睾丸血供、刺激睾丸支持细胞功能，提高性腺输出道的功能等。⑤重组人生长激素（rhHG）：可刺激释放胰岛素样因子-1（IGF-1），IGF-1 可作为精子生成过程中自分泌和旁分泌生长因子而发挥作用。但目前缺乏令人信服的大规模研究结果。⑥其他：酶制剂如腺苷三磷酸（ATP）对有慢性生殖器炎症的患者效果较好，可明显改善精子活力；辅酶 Q10 与维生素 E、维生素 C 等物质协同作用，在体内清除自由基，对细胞起着抗氧化保护作用，是机体内重要的脂溶性抗氧化剂，可通过抗氧化而保护精子膜结构完整性，调节膜脂流动性及促进精子生化代谢。抗氧化药物维生素 C、维生素 E 和糜蛋白酶等能抑制造成男性附属性腺炎症的前列腺素的氧化产物，从而避免精子活动力低下。

（2）手术治疗：对于药物治疗无效，尝试自然怀孕困难的患者，可尝试手术治疗。手术的目的是在明确狭窄部位和程度的前提下，通过手术恢复输精管道的通畅性。手术方式有：输精管吻合术、输精管 - 附睾吻合术、经尿道射精管切开术、TRUS 引导下囊肿抽吸减压术等。

（3）人类辅助生殖技术：人类辅助生殖技术（assisted reproductive technology，ART）是 20 世纪 70 年代兴起的一种治疗不孕不育症的新方法，是运用医学技术和方法对配子、合子、胚胎进行人工操作，以达到受孕目的的技术，也就是用人工方法辅助自然过程的某一或全部环节来完成生育的方法。具体选用第一代还是第二代试管婴儿，取决于患者精子质量。自从 1992 年开始采用卵细胞胞质内单精子注射（ICSI）治疗少精子症、弱精子症获得成功妊娠以来，该技术作为治疗男性不育的方法，在世界上被普遍采用，为患者带来了福音。

参考文献

1. 白文俊，王晓峰. 现代男科学临床聚焦. 北京：科学出版社，2017：241-253.

2. 张国喜，王晓峰，白文俊，等. 附睾梗阻性无精子症的手术治疗. 中华泌尿外科杂志，2010，31（11）：782-785.

3. Sharma H，Mavuduru RS，Singh SK，et al.Increased frequency of CFTR gene mutations identified in Indian infertile men with non-CBAVD obstructive azoospermia and spermatogenic failure.Gene，2014，548（1）：43-47.

4. Lotti F，Maggi M.Ultrasound of the male genital tract in relation to male reproductive health.Hum Reprod Update，2015，21（1）：56-83.

5. Wosnitzer MS，Goldstein M.Obstructive azoospermia.Urol Clin North Am，2014，41（1）：83-95.

6. McQuaid JW，Tanrikut C.Ejaculatory duct obstruction：current diagnosis and treatment.Curr Urol Rep，2013，14（4）：291-297.

7.Baker K，Sabanegh Jr E.Obstructive azoospermia：reconstructive techniques and results.Clinics，2013，68 Suppl 1：61-73.

8.Chan PT.The evolution and refinement of vasoepididymostomy techniques.Asian J Androl, 2013, 15（1）：49–55.

9.Sarkis P, Nawfal G, Salloum L, et al.Retroprostatic cyst draining ejaculatory ducts with secondary obstructive azoospermia.Gynecol Obstet Fertil, 2013, 41（12）：735–737.

10.Yafi FA, Zini A.Percutaneous epididymal sperm aspiration for men with obstructive azoospermia：predictors of successful sperm retrieval. Urology, 2013, 82（2）：341–344.

11.Esteves SC, Lee W, Benjamin DJ, et al. Reproductive potential of men with obstructive azoospermia undergoing percutaneous sperm retrieval and intracytoplasmic sperm injection according to the cause of obstruction.J Urol, 2013, 189（1）：232–237.

12.Sahay SC, Iyer VK, Kumar R.Discordant clinical and histological findings predict failure of reconstruction in suspected obstructive azoospermia.Indian J Urol, 2012, 28（1）：43–46.

13.Wang DH, Liang H, Zhao HW, et al.Transrectal ultrasonography in the etiological diagnosis of male obstructive azoospermia：analysis of 695 cases.Zhonghua Nan Ke Xue, 2011, 17（6）：502–506.

14.Minor A, Chow V, Ma S.Aberrant DNA methylation at imprinted genes in testicular sperm retrieved from men with obstructive azoospermia and undergoing vasectomy reversal.Reproduction, 2011, 141（6）：749–757.

15.Du J, Li FH, Guo YF, et al. Differential diagnosis of azoospermia and etiologic classification of obstructive azoospermia：role of scrotal and transrectal US.Radiology, 2010, 256（2）：493–503.

非精道梗阻引起的精液参数异常也可能导致不育

11. 睾丸生精功能障碍导致的少精子症或无精子症可能会得到有效治疗

非梗阻性无精子症（NOA）是由于睾丸生精功能障碍，不能产生精子或只产生极少量精子，导致精液中没有精子。NOA 根据病因，可大致分为继发性睾丸生精功能障碍、原发性睾丸生精功能障碍、性激素作用异常、内源性或外源性激素异常和染色体或基因异常等几大类，以下我们将逐一介绍。

（1）继发性睾丸生精功能障碍可见于以下情况

1）下丘脑及以上因素（基因异常多见）：
① Kisspeptin-GPR54 异常：Kisspeptin 促进生殖器官的发育及青春期启动，通过刺激先天性促性腺激素释放激素（GnRH）释放而增加 LH、FSH 的分泌。Kisspeptins 受体 GPR54 失活变异可导致青春期延迟或缺失，而 GPR54 活化变异导致性早熟。②先天性促性腺激素释放激素（GnRH）不足：多因患者出现第二性征发育缺陷在青春期方能诊断。男性在新生儿期表现为隐睾症或小阴茎症，最常见的临床表现是青春期发育滞后，主要是无睾症体型以及睾丸无发育。③ Kallmann 综合征。④体质性青春发育延迟。⑤获得性 GnRH 不足：颅内肿瘤、炎症、手术、放疗、损伤等因素均可影响下丘脑的功能，使 GnRH 分泌不足，导致获得性 GnRH 不足。

2）垂体因素（组织损害较多）：①垂体功能减退：可能是由肿瘤、梗死、手术、放射、浸润或肉芽肿性病变引起。对镰状细胞贫血患者而言，镰状红细胞在其垂体和睾丸内发生的微梗死被认为是不育的原因。②垂体肿瘤（如颅咽管肿瘤，腺瘤）。③单纯 LH 不足：病因是部分促性腺激素缺乏，LH 足以刺激睾酮合成和生精，但睾酮不足以使患者雄性化，表现为类无睾症体征，雄性化程度不同和男乳女化。患者睾丸体积正常，但精子密度低。血浆 FSH 正常，LH 和睾酮处于正常低值。④单纯 FSH 不足：垂体分泌 FSH 不足，但 LH 正常，患者雄性化正常。睾丸体积、血 LH 和睾酮水平正常。血 FSH 均低，对 GnRH 的刺激无反应。表现为无精子症或极度少精症。⑤高泌乳素血症。

（2）原发性睾丸生精功能障碍可见于以下情况

1）先天性病因：①无睾症。②睾丸发育不良综合征：是睾丸生殖细胞肿瘤、隐睾、尿道下裂、不育相关性睾丸发育障碍综合征。其病因不明，可能与环境、生活方式及遗传学异常有关。部分性性腺发育不良，由于睾丸不同程度发育不良，可表现为外生殖器异常（如尿道下裂、隐睾等），染色体核型正常（46，XY）；可能是双侧睾丸改变，也可能伴随条索状睾丸。*SRY* 基因突变很少见，部分患者系 *NR5A1* 基因突变所致。③遗传学异常：最常见的是克氏综合征，其次是 Y 染色体微缺失。

2）临床上较少见的综合征：比如性逆转综合征，核型 46，XX，SRY（＋）/（－），AZF 缺失或存在。男性表型，小睾丸，少精或无精子症；HPG 轴高促（FSH 及 LH）高或正常，睾酮正常或低，性功能多数正常。病因为精母细胞减数分裂时，X-Y 联会，片段交换异常，SRY 易位于 X 染色体。AZF（－）者，可行供精人工授精技术（AID）；

AZF（+）者，需要遗传咨询。

3）XYY综合征：为父系精子形成的第二次减数分裂过程中Y染色体没有分离的结果。部分患者可有进攻性或反社会性倾向。患者血清FSH水平高，LH和睾酮正常，少精症或无精子症。睾丸活检显示精子成熟障碍或唯支持细胞综合征。患者在阴茎长度、睾丸体积、激素水平、精神症状、认知和行为方面与正常人无明显差异。

4）Noonan综合征：与Turner综合征（45，X）相似，核型正常（46，XY）或嵌合型（X/XY），典型患者具有蹼状颈部、身材矮小、双耳下垂、眼距增宽和心血管异常等。出生时75%的患者有隐睾表现且对生育力有影响。睾丸完全下降则有可能生育。血FSH和LH的水平取决于睾丸的功能状况。

5）获得性病因有：①睾丸创伤导致组织萎缩。②睾丸扭转在青春期前儿童和青春期发动早期多见。精索扭转可导致睾丸抗原在自身免疫系统的接种，为免疫性男性不育症埋下隐患。精索扭转在发病后6小时内手术纠正，睾丸功能可保留。③感染炎症后，腮腺炎合并睾丸炎。④外源性因素。⑤系统性疾病：肝衰竭和肝硬化伴有睾丸萎缩、阳痿和男乳女化，睾酮水平和代谢清除率降低。而由于雄激素转化雌激素（芳香化酶作用）增加，血雌激素水平增高。尿毒症可伴发男性不育症、性欲减退、勃起功能障碍和男乳女化，睾酮水平降低，FSH 和 LH 增高，25% 的患者催乳素增高。⑥睾丸肿瘤：睾丸生殖细胞肿瘤、睾丸间质细胞瘤或支持细胞瘤。⑦精索静脉曲张。

（3）性激素作用异常可见于以下情况

①雄激素不敏感综合征：是一种 X 连锁遗传病，在胚胎期由于雄激素受体（AR）缺陷而引起的一种男性表型异常综合征。AR 功能全部缺失者，称为完全性性激素不敏感综合征（CAIS），表现为男性假两性畸形；AR 部分缺陷者称为部分性 AIS（PAIS），后者又称为 Refenstein 综合征，表现为尿道下裂、隐睾、小阴茎。轻微缺陷者，表现为男性不育症。

② 5α- 还原酶缺乏：睾丸和 wolffian 管结构（内生殖器）发育基本正常，而外生殖器发育程度不稳定，可能为正常男性，或明显女性化表型。5α- 还原酶可将前列腺、精囊腺和外生殖器等雄激素敏感组织中的睾酮转化为双氢睾酮。有报道下降的睾丸有精子生成，但尚缺乏该病患者生育的报告。

③芳香化酶缺乏：芳香化酶是体内唯一将雄激素转化为雌激素的酶系，对睾丸局部及整体雌雄激素的体内平衡有重要的调控作用。芳香化酶缺乏将造成雌激素减少，

出现生精细胞凋亡加速，顶体形成异常，间质细胞增生肥大，精子发生受到破坏，精子活力和数量减少。

（4）内源性或外源性激素异常可见于以下情况

①雌激素和（或）雄激素过多。外源性雄激素增多常见于口服类固醇激素、先天性肾上腺增生、有激素活性的肾上腺肿瘤或睾丸间质细胞肿瘤。而过度肥胖、肝功能不全是雌激素增多的常见原因，还与一些能分泌雌激素的肿瘤如肾上腺皮质肿瘤、睾丸支持细胞瘤或间质细胞瘤有关。②糖皮质激素过多，过多的外源性糖皮质激素抑制机体垂体 - 肾上腺皮质轴，能抑制 LH 的分泌，导致精子发育、成熟障碍。多见于库欣综合征或医源性摄入过多。③甲状腺功能亢进或减退。甲状腺功能的平衡通过垂体和睾丸两个层面来影响生精，甲状腺功能亢进症或甲状腺功能减退症可改变下丘脑激素的分泌和雌 / 雄激素比值，甲状腺功能异常约占男性不育原因的 0.5%。

（5）染色体异常与睾丸生精功能障碍

①染色体数目过多（47 条及以上）和染色体数目过少、染色体易位（两条非同源染色体间片段交换）及倒位等异常均可能导致减数分裂异常。②罗伯逊易位（Robertsonian translocation），是两条近端着丝粒染色体的融合（如 13，14，15，21，22），人群发生率 1‰，不育男性 10 倍以上，

分为同源性（如两条 22 号染色体长臂融合）与非同源性
（如 13 号染色体长臂与 22 号染色体长臂融合）。男性携带
者可能表现为生精阻滞，原因是减数分裂时，染色体配对
障碍，干扰二价体形成。平衡易位携带者的生育风险有男
性不育症、反复妊娠失败及生育 Down's 综合征后代。③
染色体相互易位，是两条非同源染色体间的物质交换，人
群发生率为 1/500。平衡易位携带者表型通常正常，生育后
果取决于涉及的染色体大小、易位片段的长度及其在减数
分裂的表现。④染色体异常与睾丸生精障碍。经纺锤体检
测点鉴别减数分裂正常者产生正常精子，异常则启动凋亡
程序。

（6）生精细胞分化或成熟阻滞：生精功能障碍最重的
病理改变是精曲小管严重玻璃样变，曲细精管内没有任何
细胞存在，其次是生精细胞完全萎缩、唯支持细胞综合征
（SCOS），这些曲细精管的直径通常变小。

精母细胞水平的完全性生精成熟阻滞，特征是间质细
胞和支持细胞、精原细胞和精母细胞均正常，但缺乏精子
细胞和精子。成熟阻滞在精原细胞和圆头精子细胞水平较
少见，后者阻滞特点为成熟和正在变长的精子细胞缺乏。
较轻的生精功能改变有生精功能低下（部分生精细胞减
少）、部分生精细胞成熟阻滞、局灶性 SCOS 和混合型。

睾丸生精功能障碍临床表现为生育困难,睾丸小、软或正常,精液化验表现为严重少、弱、畸形精子,或无精子,内分泌检查可见低促、高促及正常。睾丸活检病理表现有生精低下、生精阻滞、唯支持细胞综合征及睾丸终末期改变(精曲小管纤维化)。

(7)非梗阻性无精子症(NOA)的药物促生精治疗

①特发性少弱精子症:对于 LH、FSH、T 均在正常范围内的少弱精子症患者,可给予雌激素拮抗剂(氯米芬 25mg/d 或他莫昔芬 10mg,tid,口服连续 1～3 个月),其作用机制是减少雌激素的负反馈,提高 FSH、LH、T,间接促进睾丸生精。

② Kallmann 综合征患者(缺乏 GnRH,不足以维持正常的垂体功能):该病伴发的男性不育症,使用 HCG(1000～2000U,2～3 次/周)和 HMG 或重组 FSH(75U,2 次/周)。或用 GnRH 泵,以脉冲方式注射 GnRH[25～50ng/(kg·2h)]。垂体疾病伴发的睾丸功能不全,对 GnRH 治疗反应不佳,但对 HCG 和人绝经期促性腺激素(HMG)的治疗反应好。

③生殖性类无睾综合征或单纯 LH 缺乏患者:对 HCG 单独治疗的反应好,一般在治疗启动后 9～24 个月,精液中可见到精子。

④高催乳素血症：高催乳素血症可干扰 GnRH 的周期性释放，消除促性腺激素的脉冲式分泌，治疗首选多巴胺受体激动剂（如溴隐亭）。溴隐亭初次用量为 1.25mg/d，根据患者症状和性激素检查情况逐步加大剂量，在几天内逐渐增加到 2.5～10mg/d，分 2～3 次服用，大多数患者 5.0～7.5mg/d 已显效。药物剂量的调整依据是血清催乳素（PRL）水平，达到疗效后可分次减量，通常以 1.25～2.5mg/d 为维持量。在减量和维持治疗期间，应定期观察临床表现、PRL 水平和影像学改变。疗程应该做到个体化，原则上是逐步减量，不能突然停药，且定期随访防止反跳。溴隐亭能使 75%～92% 的 PRL 腺瘤患者血清 PRL 水平正常化和肿瘤体积缩小，几乎所有的 PRL 微腺瘤患者在开始治疗后数天或几周内 PRL 分泌恢复正常，随后患者的性腺轴功能也可能恢复，不能恢复者，可加用氯米芬提升促性腺激素和睾酮。对垂体 PRL 大腺瘤，溴隐亭治疗能使 80%～85% 患者的肿瘤缩小。

⑤原发性性腺功能减退：当 FSH 高，LH 正常或高，T 正常或低采用药物治疗极为困难，如想提高 T（经验性治疗），可用抗雌激素药物（氯米芬、他莫昔芬）或芳香化酶抑制剂，其外周作用可降低血清 E_2，提高 T/E_2。

⑥甲状腺功能异常：甲状腺激素过高或过低，均影响

精子生成，去除或补充甲状腺激素临床疗效好。

⑦先天性肾上腺发育不全：多为 21- 羟化酶缺乏，皮质醇产生不足。由于雄激素过多，抑制垂体促性腺激素分泌，使睾丸成熟障碍。该病罕见，常表现为青春期提前，应进行细致的实验室检查。先天性肾上腺发育不全及其相伴的男性不育症，均以皮质激素治疗。

⑧雄激素不敏感综合征临床处理：部分型雄激素不敏感综合征：睾酮补充治疗（大剂量），阴茎及尿道矫形。轻微型雄激素不敏感综合征：HCG 促进生精。

⑨外源性睾酮及其代谢物过多，能抑制垂体 – 性腺轴的功能和精子生成。患者应停止使用激素，使激素平衡恢复正常。二线治疗用 HCG 和 FSH，对睾丸进行刺激，用法类似于 Kallmann 综合征。

⑩精索静脉曲张：可根据病情的严重程度和患者的需求，选择药物治疗或手术治疗。

（8）人类辅助生殖技术：如附睾穿刺未找到精子，则需要进一步行切取睾丸组织进行活检。如在活检组织中找到的精子数量较少，显微镜每 10 个高倍视野下只找到 1～2 条精子，则可初步认为生精功能低下，需结合活检病理一同诊断。常见的病理分型有生精功能低下型、生精阻滞型和唯支持细胞综合征型。凡活检能找到精子者，大多可通过第二代试管婴儿来获得生育，即单精子卵泡内注射（ICSI）治疗。

ICSI 需要睾丸至少能够产生精子，对睾丸生精障碍而致的非梗阻性无精子症无效，所以此技术的治疗是针对梗阻性无精子症的。若是少弱精子症患者做 ICSI，有一定的成功率，而无精子症患者是从附睾中取精，由于精子多不成熟，所以做 ICSI 治疗的成功率很低。现在有尝试应用睾丸的精原细胞来做试管婴儿，但只停留在试验阶段，没有大量应用于临床。

ICSI 技术理论上只需男方有 1 条形态正常的活精子即可完成受精，这使得那些严重少／弱精、先天性双侧输精管缺如、无法行手术治疗的梗阻性无精子症以及输精管再通术失败的患者有了生育的可能。操作前需要女方进行超促排卵，在排卵期于 B 超引导下取得卵子后，男方再次手淫、穿刺或活检取精，最后由经验丰富的技术员人工选择最好的 1 条精子进行穿刺受精。由于是人工选择精子，而并非精子间优胜劣汰的自然选择，故选择的精子可能存在一定缺陷。那些具有基因缺陷的患者，如克氏综合征患者睾丸穿刺取精进行 ICSI，会将基因缺陷带入下一代，这就需要在胚胎移植前进行遗传诊断（第三代试管婴儿）。同时，ICSI 的另一缺陷是价格昂贵且成功率有限，国内一些技术领先的生殖中心的成功率保持在35% ~ 40%。

12. 弱精子症的病因较多，治疗方式繁多，疗效不确切

根据《WHO人类精子检查和处理实验室手册》（第五版）定义：如果精液分析检查两次或两次以上发现前向运动精子（PR）比例≤32%，或总活动力（PR+NR）比例≤40%，可诊断为弱精子症。精子的运动功能或运动能力的强弱直接关系到人类的生殖，只有正常做前向运动的精子，才能确保精子抵达输卵管壶腹部与卵子结合形成受精卵。正常离体后的精子，在精液液化前，活动受限制，一旦精液液化，即刻表现出良好的运动能力。如果因某种因素影响精子的运动功能，特别是前向运动，这将使精子在最佳时间内无法游到卵子所在位置，受精亦不可能发生。此外，如果精子在阴道的时间太长，其酸性环境将使精子的存活时间缩短。据国内文献报道，因精子活力低下而导致的男性不育约占30%。

影响附睾精子运动能力获得和发育的因素很多，总括起来可以归纳为四个方面：①精子附睾成熟运行过程的结构变化，如精子鞭毛的结构包括轴丝的变化；②附睾精子能量系统发育，如精子线粒体功能、精子糖代谢、卡尼汀

以及 ATP 等；③精子细胞信号系统，如钙离子等；④附睾液中的某些离子成分的影响。

（1）引起精子活力低下的病因较多，各病因可相互交叉，互相影响，归纳起来主要有以下几类。

①感染因素：附睾、输精管、精囊和前列腺等生殖道或生殖腺体的急慢性炎症都可降低精子的运动能力。微生物对精子的直接作用，如支原体可以吸附于精子的头部、中段及尾部，使精子做前向运动时，流体动力学阻力加大，运动速度减慢，影响精子活力及穿透卵细胞的能力。微生物对精子的间接作用，可以通过产生或释放毒性物质，如支原体在生长过程中产生 NH_3 对精子有直接毒性作用。大肠杆菌可产生精子制动因子。感染造成精子活力下降，还可以通过改变精浆 pH 来达到，当 pH 低于 7 或高于 9 时，精子活力下降明显。前列腺炎引起精子活力不足可能是多种因素综合的结果，除微生物、白细胞、pH 等因素外，还可能与锌的缺乏有关。

②精浆因素：精液不液化或黏稠度高可影响精子的运动能力而导致不育，就好比精子在"泥浆"中运动能力下降或根本无法运动一样。精液不液化的精浆中可见到细长的纤维蛋白并相互间网织使精子活动的空间减少，精子被牵制，同时还见到粗纤维被许多的细纤维连接成网络，这

些可能是机械性限制精子前向运动的原因。

③免疫因素：抗精子抗体对精子的活力影响可能是其与精子的尾部结合，精子的活力受到妨碍，运动能力下降，穿透能力也差。

④精子能量代谢障碍：精子运动所需要的能量来源于线粒体，部分弱精子症患者线粒体膜电位降低，线粒体DNA出现氧化损伤，发生凋亡改变。线粒体先天性发育缺陷或获得性异常可能是弱精子症的原因之一。

⑤精子尾部鞭毛结构异常：精子尾部鞭毛运动障碍也是弱精子症常见原因，使精子活力低下，比如原发性纤毛运动障碍。精子尾部鞭毛结构异常，只能通过透射电镜观察。

⑥精索静脉曲张：不仅仅对精子的发生造成影响，还会造成精子活力下降。其机制可能是由于曲张静脉的血液滞留，微循环障碍，营养供应缺乏和氧分压降低，能量生成不足和内分泌功能障碍引起。此外，也可能是因为精索静脉曲张导致自身免疫如抗精子抗体的产生和支原体的感染间接引起精子活力下降。

⑦其他因素：精道梗阻，尤其是精囊、射精管的机械性或动力性的不全梗阻，会导致精子过长时间在生殖道停留，引起精子活力下降。与精子运动有关的酶类缺乏或酶活性降低，维生素类缺乏，从事高温、放射职业和接触

化学毒物都可引起精子活力降低。吸烟、饮酒以及药物因素，烟草中的尼古丁等通过对精子的直接和间接损伤而影响精子活力，长期嗜酒者可以直接或间接影响精子的运动能力，影响精子活力的药物也较多。

（2）弱精子症主要根据精液常规分析和病史询问做出诊断。

精液常规分析要求禁欲 3～5 天后手淫取精，需注意的是，留取标本应尽量全面，特别是射精后前部分精液，需注意保温。临床上，弱精子症的分级为：前向运动精子（PR）比例在 20%～32%，为轻度；10%～20%，为中度；10% 以下为重度。值得注意的是，弱精子症应与死精子症鉴别，因两者常规精液分析均表现为总活动力下降，特别是重度弱精子症者，更需排除死精子症可能。

对于一个弱精子症的患者应积极寻找可能的病因，尽管多数患者没有明显的表象。生殖系统的仔细查体及超声筛查，可了解有无合并精索静脉曲张、附睾炎性结节等。精液、前列腺液及尿液分析应作为常规项目检查，可明确是否合并感染。重度特发性弱精子症者，有必要同时行精子形态学检查，了解鞭毛结构是否存在异常。如多次精液分析提示总活动力 < 5%，甚至为 0，在排除死精子症后，需考虑到先天性基因缺陷可能，有条件者进一步行透射电

镜下精子鞭毛超微结构检查排除是否为先天性鞭毛缺陷。

（3）对于弱精子症的治疗，最首要的是生活方式调整。禁烟、酒，少吃辛辣刺激性食物，不要过度疲劳，避免长期蒸桑拿、长时间温水坐浴等。适当补充多种微量元素，如维生素 E、锌硒宝等。

药物治疗大多属于经验治疗。比如：①左旋肉碱，又称左卡尼汀，其在附睾中高度浓缩，在精子代谢和成熟中起重要作用，在附睾运送精子的过程中增加精子能量并提高精子活力，也有一定的抗氧化作用。左卡尼汀在改善精液质量方面主要通过改善输出小管及附睾管的微环境。目前，左卡尼汀作为一种营养添加剂而广泛应用于临床。②抗氧化剂，如维生素 C、番茄红素、辅酶 Q10 等，具有一定的作用。③当精液分析提示存在生殖道感染时，应该给予抗感染治疗。建议根据药敏试验选用抗生素，支原体或衣原体感染者可选用大环内酯类，用药时间为 2 周左右，建议夫妻共同检查治疗。④伴有精液液化不良者可用大剂量维生素 C、糜蛋白酶治疗。抗精子抗体阳性者，可使用免疫抑制剂或小剂量激素治疗。

（4）手术及辅助生殖：临床上怀疑精索静脉曲张引起弱精子症时，可行精索静脉高位结扎术，推荐行显微镜下精索静脉结扎术。

弱精子症患者尝试药物等一些治疗手段后，精子活力改善不佳，或有迫切需求，可考虑人类辅助生殖技术。比如：①人工授精：精子优化采用上游和非连续 Percoll 梯度离心法，挑选出运动能力好的精子，做宫腔内人工授精。②体外授精 - 胚胎移植：对精子活率在 30% 以上的不育男子，可考虑行体外授精 - 胚胎移植，如果患者条件好，可以是首选，也可以是经上述治疗无效时选用。③卵细胞胞浆内单精子注射技术，对于精子活动力极差的不育男子，虽经常规体外授精 - 胚胎移植治疗仍未能解决生育时，可选用该法。这是解决精液质量极差的弱精子症患者较好的治疗手段。

13. 并非所有的畸形精子症都影响生育

根据《WHO 正常人类精液及精子 - 宫颈黏液相互作用实验室检验手册》分类标准：只有头、颈、中段、尾都正常的精子才正常。畸形精子症的概念指生育年龄男性连续两次以上精液分析，正常形态精子 < 4%。畸形精子可分为头部畸形、颈部和中段畸形、尾部畸形和残留胞质（胞质的大小超过精子头部的 1/3）。

（1）精子的发育成熟经历了一个复杂的过程，涉及与细胞分裂增殖、分化、变形等过程有关的许多基因。青春期和成年期由于各种遗传、化学、物理、生物、药物、感染等因素导致某个或者某类基因的结构功能改变，或某些基因表达调控异常，精子停滞在不同成熟阶段形成畸形精子。畸形精子的产生主要有先天性原因和获得性原因两个方面：

首先，考虑先天性原因，主要包括睾丸内环境因素和遗传因素。其次，考虑获得性原因，包括：①泌尿生殖道感染；②理化因素；③内分泌因素；④药物因素；⑤精索静脉曲张；⑥酗酒；⑦吸烟；⑧吸毒，微量元素、维生素缺乏等因素也会导致精子畸形率增高。

（2）畸形精子的诊断：询问病史，进行体格检查有助于病因诊断；实验室检验：连续两次以上精液分析，精子密度均 $\geqslant 15 \times 10^6/ml$，前向运动精子百分率均 $\geqslant 32\%$，正常形态精子 $< 4\%$，即可明确诊断。精子的受精能力和精子的正常形态结构密切相关，正常形态结构的精子数量越多，生育力就越强；反之，畸形精子越多，受精率越低。

（3）畸形精子与正常生育结局

①受精率低：国外学者对129例受试人群做了共190次评估，证明了正常形态结构精子与受精的关系：1%～4% 正常形态结构精子组，受试104个卵，受精率

37%；15% ～ 30% 正常形态结构精子组，受试 324 个卵，受精率 81%；31% ～ 45% 正常形态结构精子组，受试 309 个卵，受精率 82%；46% ～ 60% 正常形态结构精子组，受试 64 个卵，受精率 91%。

②反复妊娠失败：国外学者对 23 例反复妊娠失败者及 11 例近期生育者进行对比研究，发现反复妊娠失败组患者精子畸形率及精子膜脂质过氧化反应较高。

（4）畸形精子与辅助生育结局：卵子受精包括获能、顶体反应、穿过颗粒细胞，与透明带结合，穿过透明带，与卵泡胞浆融合，然后精子核解聚，在此过程中，任何一个环节出现问题，都会导致受精失败。很多文献报道，在受精失败中，精子因素为主要原因，大部分为精子没有进入卵子内，畸形精子是受精失败原因之一。

IVF 的受精过程，精子需经历获能、与卵透明带识别结合、顶体反应、穿透卵透明带等一系列过程才能完成受精。ICSI 是在体外将单个精子直接注入卵母细胞胞质内，使精子和卵子结合的一种显微操作技术，该技术可克服部分与受精失败相关的精子功能的缺陷。畸形精子对 IVF 临床妊娠率、受精率有显著影响，由于畸形精子染色体异常率较高、DNA 完整率较低，尽管能使卵子正常受精，但胚胎染色体异常率较高，而胚胎种植失败的主要原因为胚胎染色体异常，此类患者的临床妊娠率下降，且容易发生胚胎枯萎或引起早期流产。

（5）畸形精子症的药物治疗

①有明确病因者，应首先进行病因治疗：因泌尿生殖道感染导致的畸形精子症，应行抗生素治疗，有条件者应行病原微生物培养和药敏试验，以指导治疗。否则，应尽量选用广谱抗生素、联合用药，以缩短疗程；若由精索静脉曲张造成畸形精子症的患者，可行手术治疗；由内分泌异常所致者，则给予内分泌功能调整；消除不利因素（药物、放射线、高温、烟酒等）。

②抗氧化治疗：常用药物有维生素 C 100mg，3 次／天；维生素 E 100～300mg/d；谷胱苷肽 50mg，3 次／天；左卡尼汀口服液 10ml，2～3 次／天。

③营养治疗：复方氨基酸或精氨酸 4g/d；锌 30～60μg/d；辅酶 Q10 20mg，3 次／天；或 ATP 20mg，3 次／天。

（6）畸形精子症的辅助生殖技术

①宫腔内人工授精（IUI）：将精液进行离心分离，分离出 a 级、b 级且形态正常的精子通过导管注入宫腔内。

②胞浆内单精子注射（ICSI）：圆头精子由于缺乏顶体和顶体酶，无法穿透卵子透明带，因此缺乏自然受精的能力，从而导致男性不育。而 ICSI 技术弥补了圆头精子

在该环节的功能缺陷，故对畸形精子行 ICSI 时，优先选择头部形态相对正常的圆头精子，以期获得较理想的 ICSI 疗效。

14. 死精子症大多原因不明，治疗可能多数需要睾丸取精做试管婴儿

死精子症仍是男性不育症中知之甚少的病因之一，有报道它的发病率为 0.2% ～ 0.48%，亦有报告在诊治的男性不育症患者中真正死精子症的发病率为 0.02%。正常精液内有不同时期产生的新老精子，故含有一定比例的死精子，正常精液内精子存活率＞ 58%（WHO 5 版）。患死精子症时，精子存活率降低，死亡精子因丧失了活力及受精的能力，从而造成不育。事实上，不动精子并不意味着一定死亡，死精子症还应与弱精子症区别，伊红染色或低渗膨胀实验（HOS）可用于鉴别。

（1）死精子症的病因较复杂，具体发病机制仍不明确。较为明确的病因如下：①精道梗阻（包括机械性梗阻和动力性梗阻）、禁欲时间过长等；②精道感染与炎症；③精索静脉曲张：由于曲张静脉的血液滞留，局部温度升高，微循环障碍，营养供应缺乏和氧分压降低，能量生成

不足和内分泌功能障碍等，影响精子生成和精子活力导致精子死亡。

　　临床上死精子症大多数为病理性精子死亡，且原因不明，如某些染色体或基因异常、电磁辐射等因素可影响精子活力；有毒的外部环境也可能影响附睾内环境；另外吸烟、饮酒及口服药物等因素也可能影响精子活力，临床上有些抗肿瘤药物等影响精子生成和成熟，可导致精子死亡。

　　（2）大多数死精子症患者常无明显症状，部分患者伴有睾丸炎、附睾炎、前列腺炎或精囊炎，有些患者无临床症状。在临床工作中，医生应追问患者的工作和生活环境。

　　诊断主要依据是精液化验。多次精液检查，排出的精子死亡数量过多，甚至全部死亡。正常情况下，排精后 1 小时死亡精子在 40% 以上，为诊断死精子过多的重要依据。其他化验项目可正常或异常，可出现白细胞、脓细胞或红细胞；死精子症最易与精子活动力低下和不动精子相混淆。精子不动不一定是死亡，也可能是鞭毛结构改变导致精子动力装置缺陷而引起。

　　死精子症的准确诊断，对患者和医生都有非常重要的意义。一般要确定诊断，常用伊红染色或 TP 染色技术来确定精子的死活。精子头部红染或尾部不膨胀显示精子死亡，精子全部死亡或存活率低为真正死精子症，反之则为精子超微结构异常。若为真正死精子症，还应进一步检查精浆过氧化物酶和弹性硬蛋白酶，精液细菌培养、衣原体和支原体的检查也是必要的。少数患者可发现存在感染因素。

对同时存在严重少精子症的患者应行内分泌检查，对欲行 ICSI 的患者要检查染色体。对长期诊断为精子活动力低下或不动精子的患者，应行精子透射电镜检查，观察精子鞭毛的微细结构，以明确诊断。

（3）死精子症的治疗，首先是生活方式的改变。通过详细询问病史、体格检查、辅助检查，如果处于明显有毒的工作生活环境者可建议尽可能远离或摆脱。养成健康生活方式，戒烟酒，均衡饮食，避免不洁性接触，预防男性生殖道感染，避免接触毒物，远离放射线及高温环境。

在药物治疗方面，目前的治疗手段有：

①抗感染治疗：对于有生殖道感染者，应给予抗感染治疗，有条件时可根据细菌培养和药敏试验选用抗生素；支原体和衣原体感染者，可选用阿奇霉素、红霉素等，用药时间为 10～14 天为宜。

②抗氧化治疗：如维生素 C、番茄红素、辅酶 Q10 等，具有一定的作用。

③促进精子新陈代谢的能量合剂（如 ATP 等）。运用激素类药物调节体内内分泌功能以及补充各种营养物质等；配以促精子形成和提高精子活力的药物治疗，以全面改善精液质量。

④补充精子生成、发育起关键作用的微量元素，特别是含锌、硒的药物。

（4）手术及辅助生殖技术：伴有精索静脉曲张，输精管道梗阻，及生殖器畸形等可通过微创手术治疗，从而改善精子生成环境或解除精道梗阻等，最终提高精子存活率。

精子激活的体外处理，把存活但不活动的精子通过激活使精子能游动，方便进行 IVF 或 ICSI。有报道显示采用不动精子行 ICSI 时，受精率极低或根本不受精。因此发现有活性精子行卵泡内注射，是成功的关键。

取卵日短时反复射精可获得足量活动精子。因为精子用于卵泡内注射，ICSI 时不能用伊红染色鉴别活性精子，但低渗膨胀实验可用于挑选有活性精子，最近也有学者应用激光照射精子尾部选择有活性但不动精子（尾部卷曲），取得了与低渗肿胀实验相似的结果。若无足够活性精子时，可采用睾丸手术取精。

15. 精液不液化与黏稠度高有关，多数不影响生育

（1）精液的凝固、液化与黏稠度，是精液呈现的不同的理化性质，对精子的活动能力、分布有影响，精液黏稠度高甚至对精子的 DNA 完整性都有影响，从而影响男性的正常生育。一般认为精液的凝固、液化及黏稠现象，多与前列腺、精囊的生理功能密切相关，其次还可能与免疫因素、性激素水平、泌尿生殖系统感染，以及人为因素等有关。

（2）现代医学认为：精液的液化不良多与前列腺分泌的液化因子不足或者液化因子失活有关系；其次由于性激素水平低，从而导致附属性腺生理功能低下，分泌能力下降，精浆中的液化因子或者凝固因子失衡，前列腺体及精囊分泌减少，出现精液性状的异常。附属性腺感染（如支原体等感染）后功能紊乱，精浆成分发生改变，精浆抗精子抗体出现，从而导致精液液化异常。

黏稠增高一般认为与睾酮缺乏或者前列腺、精囊腺发育差导致分泌液化因子偏少有关。黏稠度增高会导致精液质量差、精子活力弱、精子前向运动能力减弱、精子 DNA 完整性受损，从而减少妻子受孕的机会，甚至影响怀孕质

量，出现流产、胎停育或者死胎。

（3）精液液化程度评价依据及标准如下：正常精液刚射出后呈胶冻样（或者成坨状），一般 5～15 分钟内会自行液化。①在 30 分钟内液化完全呈液态的称为精液液化；②在 30 分钟后不液化但在 60 分钟内液化应视为液化延迟；③超过 60 分钟精液仍成胶冻样状或者黏性团则判断为不液化。

精液黏稠程度：判断精液黏稠度是以液化后精液的拉丝长短来判断黏稠的严重与否。报告时可以报告拉丝的实际长度供临床医生判断：拉丝长度 2～4cm，为轻度黏稠；拉丝长度 4～6cm，为中度黏稠；拉丝长度＞6cm，为重度黏稠。

精液不液化与前列腺炎有一定的关系。精液的液化过程是精液凝胶体的瓦解过程，主要靠前列腺液中的液化酶发挥作用，比如蛋白分解酶、溶纤蛋白酶等。精液黏稠的程度可以作为评估前列腺和精囊功能的指标。黏稠度越高，精浆果糖、精浆柠檬酸、精浆锌水平越低，提示前列腺及精囊功能越差，呈负相关现象。虽然不完全液化的精液里精子运动快，但分布不均匀，自然受孕的机会也减少；而不液化的精液，精子基本不能运动，自然受孕机会极少。

（4）临床治疗之前，排除偶然因素，排除人为因素，要对患者病情综合分析，对精液性状异常的病理因素要全面考虑，进行有针对性的病因检查，比如：生殖系统彩超、性激素测定、精浆生化、精浆支原体及衣原体检测、前列腺液常规、细菌培养等。

治疗目的是让精液液化更充分，黏稠度降低，让精子活跃度增强，增加自然怀孕的概率。一般治疗包括戒烟酒，均衡营养，合理膳食；合理作息时间，适当强度的有氧运动；夫妻生活的规律化或者正常化，避免纵欲、禁欲。

（5）药物治疗包括前列腺炎的治疗、睾酮缺乏的补充，以及中医药治疗等。

①前列腺炎的治疗：我们掌握的大致原则是尽可能根据细菌培养结果和药物穿透前列腺能力的强弱选择抗生素。尽管按照2014年版《前列腺炎治疗指南》要求抗生素治疗的疗程为4～6周，但是考虑到抗生素长期使用对精子有损伤，抗生素用药时间不宜过久，一般一个治疗周期（一个月）不超过15天，之后可配合中成药。用抗生素内的2～3个月尽量避孕，尽量避免因使用抗生素对精子的影响导致妻子不良妊娠。

②睾酮缺乏：多因精索静脉曲张、患者年龄偏大、高泌乳素血症、睾丸发育不良、糖尿病等原发疾病。治疗时

首先应该积极治疗原发疾病。药物提高睾酮首选类雌激素药物（如枸橼酸氯米芬片或者他莫昔芬片），促使睾丸产生内源性睾酮，一般不推荐使用外源性睾酮，以免出现负反馈抑制生精的不良反应。若因泌乳素高引起，建议口服甲磺酸溴隐亭片或者甲磺酸-α-二氢麦角隐亭片。性激素药物的使用期间，每15天或者1个月要复查一次激素水平。

③中医药治疗。肾虚、湿热是导致本病的重要病理因素，阳虚者临床少见。辨病与辨证相结合，标本兼治是本病的治疗要点。中成药的选择亦需要遵循中医辨证施治原则，对于炎症者可以选用清热利湿类。属于前列腺精囊功能低下者，可加选补肾类。此外，可以使用直肠栓剂，如：前列安栓、野菊花栓等。

（6）辅助助孕：对于经严格治疗仍然无效的顽固性精液不液化或者高黏稠精液的患者，可以将精液机械混匀或者加1g/L菠萝蛋白酶或者0.35～0.5U/ml的糜蛋白酶，使精液液化充分一些，行人工授精获得后代。

16. 精液量少不一定会造成不育

一般情况下，正常男性每次射精量在2～6ml，一次射精量与射精频度呈负相关。若禁欲5～7天射精量仍少于 1.5ml，视为精液量减少。

精液由精子和精浆组成，其中 95% 是精浆。精浆由附睾、输精管、精囊腺、前列腺和尿道球腺分泌的混合液组成。其中以前列腺和精囊腺的分泌物为最多。精液合成分泌的调控，主要依赖于下丘脑－垂体－性腺轴功能的正常，LH、FSH 以及睾酮的协同作用对维持正常精液量、精子生成和生精再激活必不可少。

（1）精液量过少无法充分中和阴道的酸性分泌物，影响精子的生存和活力；精液量减少（精浆不足）导致性交后不能在阴道后穹隆生成足够的精液池，不利于精子上行进入女方子宫颈管，造成女方不孕；当精液量过少没能维持精子足够营养，影响新陈代谢和精子的活力，可以导致不育。精液量少对性快感及性满意度均有影响，射精前在后尿道蓄积的精液量不足以使后尿道产生足够的膨胀感，从而使射精时的性欣快感不强烈，或射精阈值下降。

精液量减少的原因，可见于以下原因：①射精管区域梗阻；②先天性精囊缺如或者精囊和前列腺的功能障碍；③下丘脑、垂体或睾丸间质细胞病变或功能障碍；④尿道内有憩室或尿道狭窄；⑤生殖道感染性疾病；⑥采样误差；⑦禁欲时间短；⑧性刺激不足；⑨逆向射精或泌精障碍；⑩其他因素，如包皮过长、包皮口狭窄使性交时嵌顿，产生疼痛而使性交射精中断均可导致精液量减少。

（2）要诊断精液量过少，首先必须排除收集精液时，部分精液遗漏及逆行射精等。在明确精液量减少后，尚需进行一系列检查以明确病变部位。一定要重视对患者的查体，要格外注意男性的第二性特征的发育状况，以及男性的外生殖器官的发育情况，尤其是睾丸、附睾、输精管部位的触诊，同时也可以进行肛门指诊了解前列腺以及精囊的大小、形态、质地、结节、缺如等异常情况。

精液量减少，有精子时，可能系性腺功能减退所致，可以进行性激素的检查，对于高泌乳素血症的情况应做垂体部位的磁共振检查。当生殖道有感染造成附属生殖腺功能损害时，精液中可出现大量白细胞，细菌培养及计数可帮助诊断。

由于射精管阻塞或先天性精囊缺乏而致精液量过少可同时伴有无精子和精液果糖缺乏，可以对患者进行直肠超声检查进一步明确诊断；精道不完全梗阻的诊断可行精浆果糖定量、定性检查，必要时做精囊镜检查同时进行治疗，亦可做精囊输精管造影明确诊断。

（3）精液量持久减低可首先寻找病因，针对病因治疗。

促性腺激素降低可以应用绒毛膜促性腺激素（HCG）或者尿促性腺激素（HMG）治疗，常规应用 HCG 2000U

肌内注射，2 次 / 周，持续至女方受孕。其间每月复查一次精液。也可采用移动微型泵进行 GnRH 脉冲治疗（最接近生理情况），由于疗程长，价格昂贵，难以普及推广。

氯米芬治疗：服药方法有两种，一种是连续服药法，即口服氯米芬 50mg/d，连续服用 3 个月，如果有效可继续服用，直至精液量恢复正常；另一种是周期服药法，即口服氯米芬 25mg/d，连续服用 25 天为一个周期，休息 5 天继续按上法服药，疗程根据患者的反应和女方受孕情况决定。来曲唑治疗：每次 2.5mg，1 次 / 天，连续服用 3 个月，服药期间应该注意该药可能导致性欲下降，停药后可自行恢复。

生殖道感染应进行病原微生物的培养及药敏试验，选择敏感的药物足量规范治疗，并在停药后复查，确诊痊愈后再停止抗感染治疗，同时患者性伴侣也应该进行检查治疗避免再次感染。

对于逆行射精的治疗，需要做到：①心理疏导：首先要采取一定的心理疏导，比如性交时要避免指责，不必要的指责不仅于事无补，还会大大挫败患者的信心，从而加重病情。②行为矫正：学习立位自慰或立位性交的方式，而且最好在适当憋尿的条件下进行。③药物治疗：目前尚无特效药物，只是对症治疗。药物治疗可采取 α- 肾上腺素能交感神经兴奋药，如盐酸麻黄碱、盐酸米多君等均可通过刺激α受体，增加膀胱张力，使部分或全部特发性逆行性射精转变为顺行性射精，防止精液逆流进膀胱。④手术疗法：对先天性疾患，可以通过手术矫正给予治疗。手术治疗定期尿道扩张术对尿道狭窄者有效，膀胱尿道镜检查也可起到这种尿道扩张作用。对某些解剖异常引起的逆行射精，可采用手术治疗。⑤停用可能引起射精时平滑肌收缩无力的药物，积极控制糖尿病和甲状腺功能低下等全身基础疾病。

对于先天性精囊缺如，无法手术修复，可睾丸或附睾取精行 ICSI。射精管区域梗阻可行精道内镜探查和治疗。

注意良好生活习惯、规律性生活；在双方身体健康、心情愉悦的氛围下进行性生活；可以适当增加性交方式提高性刺激使射精更"充分"。

17. 血精症多数原因不明，少数是精道不全梗阻或精道感染所致

血精是指在性生活射精和遗精时排出血性精液。正常精液呈乳白色、灰白色或淡黄色，出现血精后则呈粉红色、棕红色或带有血丝，在光学显微镜下观察，精液中可

见红细胞。

血精大多数是一种良性病变及自限性症状，其病因与血尿类似，从精曲小管、附睾、输精管、射精管、精囊、前列腺及尿道，任何部位出血均可能出现血精。血精在临床上多数原因不清，少数病例由精囊病变，如精囊结石、精囊炎症、精囊肿瘤等原因所致。肝硬化时痔静脉丛与前列腺静脉丛的侧支循环作用会导致血精症，也有少数发现血精症与高血压、肾结核和早期前列腺癌有关。

（1）血精按其发病机制可分为生理性血精和病理性血精。生理性血精是指过度性生活或手淫，突然性交中断或长时间的禁欲，精囊口水肿引起精道不全梗阻，在排精时精囊内压过高可引起微血管破裂，而出现一过性血精。临床上这种情况比较常见。

病理性血精则相对复杂，可见于以下几类情况：①精道梗阻或囊肿：射精管梗阻后（如射精管囊肿、苗勒管囊肿、精囊囊肿），可使梗阻的近端管道扩张和膨胀，造成射精过程中精囊收缩，精囊内压异常升高，导致黏膜血管破裂、出血。②泌尿生殖道感染：精囊、前列腺与泌尿道、直肠等器官毗邻，容易导致感染，感染后炎症反应可刺激小管和腺体黏膜，造成局部充血、水肿并导致出血。③医源性创伤：如前列腺穿刺活检术、放射治疗、微波疗法、经尿道前列腺切除术、尿道器械操作、尿道支架迁移等。④泌尿生殖道肿瘤。⑤凝血及血管异常：全身性疾病，如凝血障碍可能导致血精。精囊、前列腺、尿道和膀胱颈部的静脉曲张亦可致血精的发生。

（2）血精的临床表现即为排出的精液呈血性或于显微镜下精液中查见红细胞，少数患者伴有射精疼痛，小腹、外阴部坠胀不适；多数患者伴随症状不明显，甚至无伴随症状。少、青、中、老年均可发病，一般以青壮年性活动旺盛期最为多见。一过性或者一次血精多为行为性原因引起，少数血精呈间歇性发作，临床上一些血精，未经治疗也可自愈，但往往过一段时间（数周或数年）又复发。

首次或偶发性血精，应排除感染，包括性传染病，患者年龄小于 40 岁需排除睾丸肿瘤；顽固性或复发性血精，应排除尿道及精道肿瘤，年龄 40 岁以上排除前列腺癌。详细了解病史对排除伪血精（血尿，性伴侣来源的血污染或黑精症）及诊断与治疗至关重要；体格检查最基本的是对外生殖器和直肠的检查。常见的检查项目包括血常规、凝血功能、肝肾功能、尿常规、精液常规、前列腺特异性抗原、泌尿系及经直肠前列腺、精囊 B 超，必要时可查前列腺及精囊腺 MRI、膀胱镜及精囊镜检查。

（3）目前我们认为：血精虽然会令患者产生强烈的恐

惧或焦虑，且可能伴有射精痛、尿急、尿痛等症状，甚至严重的可能继发精道感染、结石等，但从目前的临床观察来看，虽然短期内可造成精液质量下降，但从远期影响看一般不至于造成不育。少数可导致精道梗阻及免疫性不育的发生。

（4）血精的治疗分为病因治疗和对症治疗这两个部分

①血精仅有临床症状，所有血精的患者均应积极寻找原发疾病，治疗的目的为：控制感染和炎症，解除梗阻，清除结石，切除肿瘤。第一次排血精或医源性病因相关的通常是自限性；因此，心理疏导、观察是最合适的治疗策略，必要时给予抗感染治疗。

精道感染伴有血精，包括精囊炎、前列腺炎、尿道炎及性传染疾病等，需给予抗生素治疗，建议患者行精液细菌培养＋药敏，根据药敏选择敏感抗生素，疗程 2 ～ 4 周。如无药敏试验，可经验性给予喹诺酮类抗生素治疗。

精道梗阻或囊肿者，如为精囊结石、射精管囊肿可行精囊镜治疗；如为苗勒管囊肿或精囊囊肿可在经直肠超声引导下穿刺引流；射精管良性肿瘤可行经尿道囊肿电切开窗术；前列腺、睾丸和精囊的恶性肿瘤行根治术；血管异常者可暂观察，如出血不止者可给予止血药物治疗，内科保守治疗无效者可行血管瘤切除术或介入血管栓塞术。

②对于病因不明并出血较少的患者可继续观察，暂不给予相关治疗；如出血较多，应继续完善相关检查，明确病因，同时给予止血对症治疗，必要时给予抗生素预防感染。

（5）血精预防：建议适度性生活，中青年患者每周2～3次，不宜过频过激烈，也不宜禁欲时间过长。禁忌饮酒和辛辣刺激性食物，避免长时间久坐或长距离骑车，以免造成病情反复。

参考文献

1. 白文俊，王晓峰. 现代男科学临床聚焦. 北京：科学出版社，2017：187-222.

2. 魏恩. 坎贝尔 - 沃尔什泌尿外科学.9 版. 周立群，郭应禄，主译. 北京：北京大学医学出版社，2009：607-737.

3. 李宏军，黄宇烽. 实用男科学. 北京：科学出版社，2009：477-480.

4. 世界卫生组织. 世界卫生组织人类精液检查与处理实验室手册.5 版. 谷翊群，译. 北京：人民卫生出版社，2011：245-251.

5. 曹兴午，林凯，李翠英，等. 评《WHO 人类精液检查与处理实验室手册》(第 5 版). 中国男科学杂志，2011，17（12）：1059-1063.

6. 周庆葵，张小庄，陆金春，等. 男科常见疾病诊断与治疗. 广州：暨南大学出版社，2010：12.

7. 陈振文, 谷龙杰. 精液分析标准化和精液质量评估——WHO《人类精液检查与处理实验室手册》（第 5 版）出版. 中国计划生育学杂志, 2012, 1 (20): 58-62.

8. 林谦, 白文俊, 郑姝颖, 等. 重度特发性弱精子症患者精子鞭毛超微结构的研究（附 22 例报告）. 中华男科学杂志, 2014, 20 (2): 156.

9. 刘睿智, 武婧, 王瑞雪. 畸形精子症分子遗传学机制研究进展. 中华男科学杂志, 2013, 19 (12): 1059-1067.

10. 胡国栋, 王秀, 陈宏宇, 等. 经尿道精囊镜检查联合超声吸附和冲洗治疗血精症. 中国医药指南, 2014, 12 (31): 36-37.

11. 古宇能, 陈德宁, 周文彬, 等. 血精症难治原因分析及诊疗策略. 中国医药导报, 2010, 7 (22): 11-12.

12. 肖飞, 白文俊, 王晓峰. 射精管部分梗阻致大鼠血精模型的建立. 中华男科学杂志, 2010, 16 (3): 240-243.

13. Gil-Villa AM, Cardona-Maya W, Agarwal A, et al. Assessment of sperm factors possibly involved in early recurrent pregnancy loss. Fertil Steril, 2010, 94 (4): 1465-1472.

14. Ortega C, Verheyen G, Raick D, et al. Absolute asthenozoospermia and ICSI: what are the options? Hum Reprod Update, 2011, 17 (5): 684-692.

性腺轴异常与男性不育症的关系

18. 原发性性腺功能减退症可引起生精困难

雄激素在男性生殖健康和性功能的开发和维护中发挥了至关重要的作用。男性性腺功能减退症是一种综合征，雄激素缺乏可能对多器官功能和生活质量产生不利影响。男性性腺功能减退症约占成年男性的 10%，男性性腺功能减退和不育约占全部夫妇中的 2% ～ 7%，男性原因高达40% ～ 50%。

男性性腺功能减退症在一些国家和地区发病率正在增高，环境污染、不良生活行为、营养不良、现代社会高度紧张和生活压力等因素造成男性性功能及生殖功能损害日益加重，杀虫剂、重金属污染、外源性雌激素污染等也可能造成男性性腺功能减退症。

根据影响的部位及病因不同，把性腺功能减退症分为两类：原发性性腺功能减退（高促性腺激素性性腺功能减退）和继发性性腺功能减退（低促性腺激素性性腺功能减退）。前者是指性腺疾病本身病变导致的性腺功能减退，而后者是指先天或后天原因导致下丘脑和垂体病变，引起促性腺激素释放激素或促性腺激素生成和分泌减少导致性腺功能减退。

此外，还有少数临床上原因不明的性腺功能减退病例，表现为青壮年间断性出现，考虑可能与精神心理因素导致神经肽异常分泌，或者 GnRH/LH 异常有关。

（1）原发性性腺功能减退症是由于原发病变在睾丸，性激素（睾酮或雌二醇）的合成和分泌减少，垂体的促性腺激素（LH 和 FSH）反馈性分泌增多，形成外周血中促性腺激素水平增高。常见表现为：血清 FSH/LH 升高、睾丸发育异常及功能水平低下。其病因非常复杂，大多数是由于先天性睾丸发育与结构异常，睾酮合成及生精功能异常。常见病因如下：

①先天性曲细精管发育不良（克氏综合征）：是一

种常见的性染色体畸变遗传病，本病男性人群发病率为0.2%，是先天性性染色体数目异常由 47，XXY 引起。这是通过母体或父体非分离性减数分裂而获得一条额外的 X 染色体。青春发育以前，大多数患者的诊断仍不明确，直到性发育异常或因不育而检查时才注意到。本病特点为患者有类无睾体型、男性乳房发育、睾丸小而硬、无精子，促性腺激素水平升高。男性第二性征发育差、智力发育迟钝，可伴有糖尿病、自身免疫性疾病和慢性阻塞性肺疾病等。

②无睾症：遗传性别男性的单侧或者双侧睾丸组织缺如成为无睾症。无睾症需要与部分或者完全性睾丸萎缩相鉴别，如继发睾丸扭转或者睾丸炎者。无睾症分为先天性和获得性两类。双侧先天性无睾症发病率为 1/20 000，单侧无睾症约为前者的 4 倍。这些患者有正常的外生殖器和正常的 Wolffian 结构，但缺乏苗勒氏管；因此可以肯定在胚胎形成的最初 12 周睾丸组织分化时，睾丸是存在的，而且睾酮和苗勒氏管抑制因子二者也产生，但在出生或孕后期被吸收。是由血管疾病、遗传疾病、宫内感染、创伤及各种致畸因素等引起。

③隐睾症：病因尚不完全清楚，常发生于下丘脑 - 性腺轴功能紊乱、睾酮合成或作用障碍的患者，同时可伴有

肾脏和泌尿生殖系统发育缺陷。双侧隐睾容易导致生精障碍及睾酮合成分泌异常。同时有恶变或睾丸扭转的风险，约 5% 的患者睾丸发生退变，如纤维化或钙化。治疗：早期纠正隐睾，6 个月前不必治疗，6 个月之后到 1 岁前可用激素疗法完成下降。如激素治疗失败，应在 1 岁后及时行睾丸固定术。对于青春期及成人隐睾者，及时彩超监测睾丸，警惕恶变。

④精索静脉曲张：目前尚没有确凿证据可以证明精索静脉曲张本身可以降低生育力，同时也没有足够证据证明对精索静脉曲张的治疗能够改善生育能力。精索静脉曲张伴随的男性不育症本身表现为：少精子症、弱精子症、畸形精子症或无精子症等。目前推测其影响生育的机制为：静脉压增加导致睾丸血流灌注减少从而引起睾丸的供血不足和营养不良，影响睾丸发育。阴囊局部温度升高，影响精子质量，肾产生毒性代谢物经曲张静脉反流到睾丸影响精子等。

⑤间质 Leydig 细胞发育不良：表现为先天性 Leydig 细胞缺失引起的睾酮减少与外生殖器异常有关的男性假两性畸形。虽然有部分 Wolffian 管发育，但没有足够的睾酮产生来引导正常的男性外生殖器的分化。检查发现有促性腺激素的升高和睾酮浓度低下，而且注射 HCG 后循环中

睾酮不升高。

⑥生殖细胞发育不良（唯支持细胞综合征，SCOS）：完全性生殖细胞发育不良时，生精小管直径缩小，其内除了支持细胞外不含其他生精组织细胞，患者无生育能力。在更常见的局灶性 SCOS 中，其睾丸组织中不同比例的生精小管含有生殖细胞，但是其数量和质量都不足。SCOS是非梗阻性无精子症最常见的病因。

⑦强直性肌营养不良：大约80%肌营养不良的男性患者有原发性睾丸异常，睾丸活检可发现精子生成混乱、透明样变和纤维化。实验室检查：促性腺激素升高而睾酮水平低或在正常低水平。

⑧ Noonan 综合征：本病为染色体显性遗传，男、女均可患病，大多数病例为散发性，家族性患者为常染色体显性遗传，基因定位于 12q-q，基因突变是基本的病因。主要表现为原发性性腺发育不全的小睾丸小阴茎，也常表现为隐睾，睾丸中曲细精管发育不良但间质细胞常增生。皮肤超弹性、低位耳、身材矮小、项蹼、眼距增宽、面容呆板、盾胸、乳头间距增大、肘外翻、指甲过凸及其他畸形，常伴肺动脉瓣狭窄等心脏畸形。智力常低下并伴眼睑下垂。睾酮水平低伴有高促性腺激素。无明显家族史。

⑨性腺发育不良：性腺发育不良包括一组由基因异常

导致的性腺分化和发育异常的疾病。在组织活检中，患者的性腺组织呈条带状，不仅缺乏生殖细胞，也没有 Sertoli 细胞和 Leydig 细胞，只能见到部分间质组织。主要分成三大类：Turner 综合征，染色体 45，X；完全性性腺发育不良：双侧性腺呈条带状；混合型性腺发育不良：一侧性腺呈条带状，另一侧性腺基本完全分化，睾丸下降进入阴囊。

⑩睾酮合成异常：患者染色体为 XY，有睾丸存在，但是表现型为女性。酶缺乏导致睾丸内雄激素合成障碍，导致外生殖器向女性化发展，形成男性假两性畸形。胆固醇向睾酮转化过程中需要多种酶的共同作用，其中任何一个酶的缺乏或减少，都可能导致睾酮合成减少。以 17，20 裂解酶缺乏和 17β 羟化酶的缺乏为多见。酶的缺乏还可能导致盐皮质激素和糖皮质激素合成减少，ACTH 升高，肾上腺组织增生。因为睾酮和雌激素水平降低，FSH 和 LH 明显升高。根据雄激素缺乏的程度不同，患者的表现型可以有很大的差异：从完全男性的表现型过渡到完全女性的表现型。睾丸可以位于阴囊，也可以位于腹股沟或腹腔内。很多表现型为女性的患者因为多毛、原发闭经或者青春期不发育来诊。

促性腺激素受体失活性突变：Leydig 细胞和 sertoli 细胞上有 LH 和 FSH 的受体。受体突变有激活性受体突变和失活性受体突变之分。Leydig 细胞上的 LH 受体失活突变会导致男性假两性畸形，而激活突变会引起性早熟。Sertoli 细胞上的 FSH 受体失活突变会导致不育，而激活突变使得精子生成不再依赖 FSH 的刺激。

（2）获得性睾丸疾病：常见于药物（如酮康唑、螺内酯、洋地黄、H_2 受体阻滞剂）、放射损伤、病毒性腮腺炎引起睾丸炎、手术和外伤、化学因素（如重金属及其化合物铅、镉、汞、锰、镍、铝、砷等）、农药（有机磷类、有机氯类、有机汞类、TCDD 等）、硝基苯类（氟化物、甲醛等）、大量酗酒、全身性疾病（包括糖尿病、慢性肝病、肾功能不全和恶性肿瘤）等。

（3）对性腺功能减退的评价：通过细致地询问病史，了解患者生长发育史，性功能和生育史，有无慢性疾病、药物、毒物接触史和烟酒奢好等，以及全身性疾病的诊治情况、家族有无遗传疾病等。认真进行体格检查，测量身高、指距、上下部量，注意毛发的分布和数量，男性乳腺发育情况，男性第二性征的发育，睾丸的部位、大小和质地。

①性激素水平的检测很有必要。分析性激素水平检测结果对男性生殖损害有定位提示作用。FSH、LH 呈高水平，而 T 呈低水平时，提示睾丸间质细胞和生精上皮受损；如

果 LH 和 T 水平正常，FSH 高于正常，则表明原始生精管道有异常，而睾丸间质细胞不伴有损害，这种情况不必做睾丸活检。

②通过 GnRH 兴奋试验，可以了解垂体促性腺激素的储备量。方法为 GnRH 50μg，静脉注射，分别于 0 分钟、15 分钟、30 分钟和 120 分钟采血测 LH 和 FSH。正常男性峰值出现在 15 ～ 30 分钟，LH 升高 2 ～ 5 倍，FSH 升高约 2 倍。垂体功能受损者的试验结果为低弱反应。下丘脑病变者呈延迟反应。原发性睾丸病变者呈过高反应。

HCG 的分子结构和生理功能与 LH 相似，HCG 刺激兴奋睾丸分泌睾酮的反应程度反映了间质细胞的储备功能。方法为肌内注射 HCG 4000U，1 次 / 天，共 4 天，第 5 天测睾酮。正常人睾酮应成倍增加，高促性腺激素性性腺功能减退者睾酮无明显增高。

③精液分析的目的在于了解睾丸的生精功能、精子形态、附属性腺的分泌功能及精子遗传物质是否完整。精液分析项目包括：精液量、液化程度、酸碱度、精子计数、精子活力、精子存活率、精子形态等。

④染色体核型分析及 Y 染色体微缺失检查。正常男性性染色体核型为 46，XY。其适应证为：怀疑先天性导致的性腺功能低下，如严重弱精、少精或者无精子症、性分

化异常等。

⑤经上述检查未明确诊断时，可做细针睾丸活组织病理学检查。头颅蝶鞍区影像学检查包括 CT 或 MRI，对区别继发性男性性腺功能低下症的原因很有帮助。垂体前叶（腺垂体）功能测定，包括 ACTH、皮质醇、TSH、T3、T4 和 GH 等，确定为单纯性腺或垂体前叶多系统功能受损。怀疑垂体病变者需检查泌尿系彩超及生殖系彩超。骨龄片（手部 X 线）观察骨龄是否与年龄相一致，间接判断性腺发育程度。

（4）因睾丸本身病变，体内促性腺激素水平已经很高，再用促性腺激素无济于事。只能补充睾酮，来促进和维持男性第二性征，但无法促使精子生成。青春期前雄激素缺乏的男性少年，雄激素治疗能刺激和维持男性第二性征发育、躯体发育和性功能发育，成年男性治疗的目的是恢复、维持性欲和第二性征。儿童使用性激素会导致长骨骨骺过早闭合，影响身高，应慎重使用。

睾酮制剂：目前推荐十一酸睾酮，长期用药，可保持男性化状态。但外源性睾酮可抑制垂体 FSH 和 LH 的分泌，进一步抑制精子的生成。

19. 继发性性腺功能减退症重在补充促性腺激素，疗效良好

继发性性腺功能减退是指先天或后天原因导致下丘脑和垂体病变引起促性腺激素释放激素或促性腺激素生成和分泌减少导致性腺功能减退。

原发病变部位是在下丘脑或垂体。下丘脑促性腺激素释放激素（GnRH）缺乏，导致了青春期仍无 GnRH 分泌脉冲出现或脉冲频率和（或）脉冲幅度过低，不足以刺激垂体促性腺激素的脉冲式分泌，或垂体因为肿瘤、肉芽肿、囊肿或炎症等引起破坏，垂体促性腺激素缺乏，不能兴奋性腺的发育。继发性性腺功能减退患者的睾丸结构及功能储备基本正常，只是由于长期缺乏促性腺激素的兴奋而处于幼稚状态，表现为血清 FSH/LH 及睾酮水平低下，通过促性腺激素治疗有可能恢复生育功能。

（1）引起继发性性腺功能减退的病因很多

①下丘脑 – 垂体肿瘤、炎症、创伤、手术、肉芽肿等，影响 GnRH 的产生和释放，垂体促性腺激素分泌不足，从而影响睾丸发育，雄激素产生减少和精子发生缺陷，患者表现为睾丸缩小、阳痿、性欲减退和不育症，可伴有下丘脑综合征或垂体前叶功能障碍等其他表现。垂体

前叶功能减退：如垂体柄中断综合征。

②低促性腺激素性性腺功能减退征（IHH 和 Kallmann 综合征）：特发性低促性腺激素性性腺功能减退（IHH）是下丘脑 GnRH 缺乏引起的性腺发育不全，可伴有嗅觉缺失或减退（又称 Kallmann 综合征）。本征是先天性的，染色体核型为 46，XY。病因可能是常染色体显性、隐性或 X- 连锁遗传。因胚胎发育时嗅球形成不全，可引起下丘脑 GnRH 分泌低下，导致性腺功能低下，睾酮分泌减少，睾丸生精障碍。表现为嗅觉缺乏，第二性征发育不良，类似无睾状态。

③单纯性 LH 缺乏症：患者有类无睾症的特点，伴男性乳房发育，血清 LH 和睾酮低，FSH 可正常，HCG 可引起睾丸的成熟。

④单纯性 FSH 缺乏症：较少见，间质细胞可正常分泌睾酮，男性性征正常，由于 FSH 缺乏影响生精，引起不育。

⑤ Prader-Willi 综合征：病因是 15 号染色体长臂（15q11-13）父源低表达。出生后即肌张力低下、嗜睡、吸吮与吞咽反射消失，喂养困难。数月后肌张力好转，出现多食、肥胖。智力发育障碍，性腺发育缺陷，第二性征发育不良，可有隐睾，男性乳房发育，轻度糖尿病、下颌短

小、眼眦赘皮、耳郭畸形等先天异常。

⑥ Laurence-Moon-Biedl 综合征：为常染色体隐性遗传，因下丘脑 – 垂体先天缺陷，引起促性腺激素分泌不足，睾丸功能继发性低下，患者有智力障碍，生长发育迟缓，到青春期不出现第二性征，阴茎及睾丸均不发育，出现肥胖。肾异常，精神发育迟缓，色素性视网膜炎造成视力减弱或失明。有多指（趾）或并指（趾）畸形。

⑦ Froehlish 综合征：任何原因（如颅咽管瘤）引起下丘脑 – 垂体损害均可引起本病，其特点为在短期内迅速出现肥胖、嗜睡、多食，骨骼发育延迟，可有男性乳房发育或尿崩症，外生殖器及第二性征发育不良，血 LH、FSH 低于正常。

⑧先天性肾上腺皮质增生：是指在肾上腺皮质类固醇激素合成过程中某种酶先天性缺乏，导致皮质醇合成减少，由于反馈抑制作用减弱，垂体分泌 ACTH 增多，造成肾上腺皮质增生。胆固醇合成睾酮的过程中需要五种酶的参与，其中胆固醇碳链酶（20，22- 碳链裂解酶）、3β- 羟类固醇脱氢酶、17- 羟化酶既存在于肾上腺，又存在于睾丸组织中。它们的缺陷导致肾上腺合成糖皮质激素及盐皮质激素障碍，导致睾丸合成睾酮障碍。男性胚胎早期如有严重睾酮合成缺陷，则影响胎儿的男性性分化，可出现盲

端阴道、尿道下裂、隐睾，但无子宫与输卵管。

⑨高催乳素血症：高催乳素血症（HPPL）系指由内外环境因素引起的以催乳素（PRL）升高、（男性）乳房发育、性欲减退、阳痿及不育的综合征。最常见原因为垂体腺瘤。其垂体功能：FSH、LH 降低，LH/FSH 比值升高，PRL 升高。过高的 PRL 抑制 LH 和 FSH 分泌，对男性而言使睾丸分泌睾酮和曲细精管生精功能减低。

⑩家族性小脑性运动失调：呈家族性发病，表现为性幼稚，外生殖器小，睾丸小而软，腋毛少，呈女性型阴毛，音调高，身材较高呈类无睾体形。患者智力低下，甚至痴呆，缓慢出现小脑共济失调，可伴神经性耳聋、视神经萎缩。

（2）对性腺功能减退的评价是通过细致的询问病史，了解患者生长发育史，性功能和生育史，有无慢性疾病、药物、毒物接触史和烟酒嗜好等。以及全身性疾病的诊治情况、家族有无遗传疾病等。

认真进行体格检查，测量身高、指（趾）距、上下部量，注意毛发的分布和数量，男性乳腺发育情况，男性第二性征的发育，睾丸的部位、大小和质地。

（3）其他有诊断价值的辅助检查：包括有性激素水平的检测、GnRH 兴奋试验、精液检查、染色体核型分析及

Y 染色体微缺失检查、睾丸活检、头颅 MRI（蝶鞍区）等。

（4）由于下丘脑 - 垂体缺乏分泌促性腺激素引起，补充这类激素后可促进睾丸发育和精子生成。绒毛膜促性腺激素（HCG）治疗：1000 ～ 2000U，每 2 ～ 3 天 1 次，肌内或皮下注射，连续治疗 3 ～ 4 个月，复查相关性激素。其作用类似于 LH，能使睾丸体积增大，睾酮分泌增加，出现男性第二性征。

同时加用人绝经期促性腺激素（每支内含 LH 和 FSH 各 75U）。每天或隔日肌内注射 1 次，每次 1 ～ 2 支，疗程同上，3 ～ 4 个月复查。

促性腺激素释放激素脉冲治疗：效果较好。患者随身携带一个小型注射泵，模仿生理性促性腺激素释放激素的分泌节律，一般每 90 分钟自动注射 1 次少量的促性腺激素释放激素（GnRH），兴奋垂体黄体生成素和 FSH 的分泌，可促精子生成。

20. 雄激素抵抗综合征，选择性别后再治疗

患者性腺虽为睾丸，核型为 46，XY，但外生殖器及体型均呈女性样，主要原因是由于雄激素受体前睾酮转化

为二氢睾酮障碍（5α- 还原酶缺陷）、受体功能异常或受体后异常引起患者性发育异常。缺陷严重者表现为完全女性化；病情轻者为男性外表，第二性征发育正常，精子生成异常，婚后不育。

（1）睾丸女性化综合征，属男性假两性畸形，患者因靶器官雄激素受体及受体后缺陷，对雄激素不敏感而致病，属 X 连锁隐性遗传疾病，睾丸女性化综合征分以下几型：

①完全性雄激素不敏感（睾丸女性化）：又称完全性男性假两性畸形，核型为 46，XY，在胚胎期，腹腔或外阴部有已发育的睾丸，由于中肾管对雄激素不敏感，不能进一步分化发育为输精管、精囊、前列腺和射精管，外阴部不能向男性方向分化，但胎儿睾丸支持细胞仍能分泌抗苗勒管激素（AMH），所以副中肾管退化萎缩，无输卵管、子宫和阴道上段。出生时外生殖器完全是女性型，有较浅的盲端阴道，在小儿腹股沟或外阴部可触及睾丸。在青春期，由于靶器官对雄激素不敏感，引起 LH 分泌增多，从而睾酮增多。睾酮转换生成雌二醇，使女性第二性征，如乳房充分发育，但有原发性闭经，少数患者阴蒂增大，有轻度男性化的表现。青春期后，患者睾丸易恶变，应予切除。

②不完全性雄激素不敏感：又称不完全性男性假两性畸形Ⅰ型，Reifenstein综合征，核型为46，XY，病因为雄激素受体部分缺陷或受体后缺陷。表型偏向于男性，但男性化程度差异很大，严重者外生殖器明显两性畸形，有盲端型阴道、会阴阴囊型尿道下裂。轻者表现为发育不良的男性外生殖器、阴茎小、有尿道下裂和阴囊分叉。青春期，男性化发育差，可有男性乳房发育，多无生育力。睾酮、LH及雌二醇均升高。

③ 5α-还原酶缺陷：又称不完全性男性假两性畸形Ⅱ型，是常染色体隐性遗传，核型为46，XY，由于5α-还原酶缺乏，睾酮转化为双氢睾酮不足使男性外生殖器发育障碍，表现为小阴茎、会阴尿道下裂，阴囊为双叶状。患者有睾丸、附睾、输精管和精囊，无子宫、输卵管和卵巢。在青春期，出现男性化，无男性乳房发育。精子计数正常，血浆睾酮水平正常或增高，双氢睾酮降低，LH增高。T/DHT比值增大是5α-还原酶缺陷最有力的诊断证据。

④芳香化酶缺陷：芳香化酶是催化睾酮转化为雌激素的酶。芳香化酶缺陷后男性表现为：类阉割体型，骨骺融合延迟，高瘦身材，骨质疏松，生精功能障碍和不育，血清睾酮升高或正常，LH和FSH升高，而雌二醇降低。

（2）对性腺功能减退的评价是通过细致的询问病史：

了解患者生长发育史，性功能和生育史，有无慢性疾病、药物、毒物接触史和烟酒嗜好等，以及全身性疾病的诊治情况和家族有无遗传疾病等。

认真的体格检查，测量身高、指（趾）距、上下部量，注意毛发的分布和数量，男性乳腺发育情况，男性第二性征的发育，睾丸的部位、大小和质地。

性激素水平的检测：FSH、黄体生成素（LH）、睾酮（T）、双氢睾酮、性激素结合蛋白（SHBG）和催乳素（PRL）是常用的检查指标。睾酮测定，正常成年男性睾酮水平为 10 ～ 35nmol/L，能反映间质细胞的功能。

GnRH 兴奋试验：通过 GnRH 刺激，了解垂体促性腺激素的储备量。

（3）治疗原则：外生殖器有两性畸形者，性别的选择十分重要，要求选择的性别能使患者更好地适应社会生活及在青春期有较好的性发育。决定性别后，需进行生殖系统的矫形手术及必要的激素替代治疗。按女性抚养者，在适当时期应采用雌激素及孕激素周期治疗；按男性抚养者，宜在青春期开始长期应用雄激素治疗。

具体治疗：①完全型（睾丸女性化）治疗原则是强化患者的女性特征，以女孩抚育，切除睾丸。睾丸切除时机一般可等到青春期后，让患者经历自发的女性化。切除睾丸后给予雌激素替代治疗，以促进和维持第二性征发育。阴道过短者应在青春期用假器进行扩张，增加阴道宽度；对变异型患者，应尽早切除睾丸，以防止青春期出现男性化。外生殖器有两性畸形者应予以整形。

②不完全型比完全型困难，应根据患者就诊年龄、抚育性别、外阴部畸形程度等综合考虑是否需要改变性别。鉴于本病患者对于外源性睾酮的反应差和青春期会出现乳腺发育，一般应作为女性抚养，切除睾丸，外生殖器整形，12 ～ 13 岁开始用雌激素替代治疗。

参考文献

1. 白文俊，王晓峰. 现代男科学临床聚焦. 北京：科学出版社，2017：42–67.

2. 郭应禄，胡礼泉. 男科学. 北京：人民卫生出版社，2004：34–61，147–155，1389–1441，1469–1479.

3. 廖二元. 内分泌代谢病学. 3 版. 北京：人民卫生出版社，2012：655–667，743–791，976–984.

4.Eberhard Nieschlag，Hermann M.Behre，Susan Nieschlag. 男科学. 3 版. 李宏军，李汉忠，主译. 北京：北京大学医学出版社，2013：9–51，79–107，149–243，279–291.

5. 吴阶平. 泌尿外科学. 济南：山东科学技术出版社，2005：471–492，1491–1522.

6.魏恩.坎贝尔–沃尔什泌尿外科学.9版.郭应禄，周立群，译.北京：北京大学医学出版社，2009：605–678，879–888.

7.李宏军，黄宇烽.实用男科学.北京：科学出版社，2009：129–160.

部分男性不育症是遗传因素所致，治疗困难，多数需要辅助生殖

21. 常染色体异常可能导致不育

导致男性不育及生育力低下的多数原因未知，单基因疾病（例如囊肿性纤维化、卡尔曼综合征）、核型异常（克氏综合征）和 Y 染色体微缺失占男性不育症病因的 30%。此外，随着辅助生育技术的进步使得医生在帮助患者解决生育问题的同时忽视了病因，随之而来的更多问题，例如通过卵泡胞浆内单精子显微注射技术（ICSI）获得的子代，遗传其父代不育的遗传学病因机会是多少等。因此，男科

医生对于遗传学异常与不育的充分理解，有助于给寻求治疗的不育夫妇提供正确的建议。

遗传学异常是睾丸生精和内分泌功能异常的重要原因，男性生殖系统分化、发育，精子生成、输送，精卵结合等环节均受基因调控。男性不育相关性遗传学异常包括染色体异常、基因突变（如基因缺失、错义突变、无义突变、终止码突变）、基因表达异常（如表观遗传、外显率）和精子 DNA 损伤。

遗传学的异常可通过细胞遗传学及分子遗传学方法进行检测，其中染色体核型分析是一种公认的细胞遗传学检测方法。染色体核型分析的主要指征有：疑似克氏综合征；不明原因重度生精障碍（精子密度 $\leqslant 5 \times 10^6/\text{ml}$，总精子数 $\leqslant 10 \times 10^6$）；不育家族史，尤其男性近亲不育；性腺功能减退或不育伴随其他先天异常；欲行显微生殖辅助技术；女方反复性妊娠失败（$\geqslant 2$ 次）。

据 11 篇文献报道，在 9766 例不育男性中，染色体异常率为 5.8%，其中常染色体异常占 1.5%；与此相比，94 465 名新生男童的染色体异常率为 0.38%，其中常染色体异常 232 例（0.25%）。染色体异常的发生率随睾丸功能缺陷的严重性而增加；精子密度低于 $5 \times 10^6/\text{ml}$ 者，常染色体结构异常的概率（4%）高于一般人群的 10 倍；染色体异常风险最高者为非梗阻性无精子症（NOA）。

（1）常染色体数目及结构异常导致精子减数分裂障碍、生精阻滞，生精细胞凋亡；结构异常染色体断裂与重排导致的遗传信息丢失可能出现生精障碍；胚胎出现非整倍体及染色体剂量不平衡，可能导致胎停育及自然流产。染色体畸变及基因突变可自然发生，也可因诱发产生。常见的诱发因素有：辐射（如 γ 射线、紫外线等）、病毒（如风疹病毒、巨细胞病毒、肝炎病毒、HIV 病毒等）及化学物质(如某些杀虫剂、抗生素、食品添加剂及铅、汞、苯、镉等)。此外，孕妇高龄也是形成 21- 三体及其他三体性染色体畸形儿的原因之一。

（2）常染色体数目异常与睾丸生精功能障碍，以唐氏综合征为例。唐氏综合征的诊断主要依靠染色体检查。唐氏综合征又称先天愚型、21- 三体综合征，是最常见的染色体疾病和精神发育迟缓的病因，新生儿中发病率约为 1/700 左右。唐氏综合征的发生起源于卵子或精子发生的减数分裂过程中染色体的不分离现象，通常是随机发生的，约 95% 的不分离现象来源于母亲，仅 5% 左右发生在精子发生期。其结果是 21 号染色体多了一条，多出的一条染色体因剂量效应破坏了正常基因组遗传物质间的平衡，导致患儿智力低下，颅面部畸形及特殊面容，肌张力低下，

多并发先天性心脏病，患者白血病的发病率为普通人群的
10～20倍。生活难以自理，预后一般较差，50%左右于
5岁前死亡。目前对唐氏综合征缺乏有效的治疗方法。男
性唐氏综合征患者无生育能力，50%为隐睾。

（3）常染色体易位与睾丸生精功能障碍：我们统计了
1996—2006年文献，80例染色体易位患者，61例精液异
常，占76.3%（61/80）；罗氏易位24例，20例精液异常，
占83.3%（20/24）；相互易位56例，41例精液异常，占
73.2%（41/56）。

①常染色体易位导致睾丸生精障碍机制：常染色体和
性染色体上存在调控精子发生的基因，易位可能会破坏易
位区段基因结构的完整性，致使调节精子生成的基因不能
正常发挥作用，从而导致生精障碍。常染色体和性染色体
上与精子发生有关的基因，见表1。

罗氏易位产生3%～27%不平衡精子，相互易位产生
约50%不平衡精子，比率取决于易位涉及的染色体、断裂
点、片段大小等。与克氏综合征一样，常染色体易位在减
数分裂中，产生不平衡的生殖细胞，无法通过减数分裂中
的纺锤体检验点，造成生殖细胞及精子凋亡。染色体易位
患者建议遗传咨询，需行产前诊断或PGD。

表 1 常染色体和性染色体上与精子发生有关的基因

基因	染色体	染色体定位	功能	参考文献
tsMCAK（*KIF*）	1	1p34	干扰细胞的有丝分裂和减数分裂而影响精子发生，其突变与缺失与男性不育有关	Cheng LJ，et al（2002）
DAZL	3	3q24	对精子形成过程中的有丝分裂和减数分裂起重要作用	Becherini L，et al（2004）
雌激素受体基因 *ER*	6	6q25.1&14q22-24	其多态性与男性不育有关	Aschim EL，et al（2005）
CFTR	7	7q31	其错义突变与先天性输精管缺失症（CBAVD）密切相关	Grangeia A，et al（2005）
CATSPER2	8	15q15	男性不育有关	Avidan N，et al（2003）
Cstf2t	10	10q22-q23	在生殖细胞减数分裂后期发挥作用，其基因的改变可能会降低男性的生育能力	Dass B，et al（2002）
SYCP3	12	12	精子发生的必须基因	Miyamoto T，et al（2003）
雄激素受体基因 *AR*	X	Xq11-12	男性精子细胞分化过程起关键作用，突变表现为雄激素不敏感综合征，引起不育	Gottlieb B，et al（2005）
泛素蛋白酶26 基因 *USP-26*	X	Xq26.2	拮抗泛素与蛋白质的结合，降低蛋白质的异常讲解，该基因突变取消了该酶的作用导致不育	Paduch DA，et al（2005）
AZF	Y	Yq11	主导精母细胞的　生	
SRY	Y	Yp11.3	性别决定、睾丸分化	

②罗伯逊易位与睾丸生精功能障碍：是两条近端着丝粒染色体的融合（如13，14，15，21，22），人群发生率为1‰，不育男性是正常人群发生率的10倍以上，分为同源性（如两条22号染色体长臂融合）与非同源性（如13号染色体长臂与22号染色体长臂融合）。男性携带者可能表现为生精阻滞，原因是减数分裂时，染色体配对障碍，干扰二价体形成。平衡异位携带者的生育风险有男性不育症、反复妊娠失败及生育Down's综合征后代。

③染色体相互易位与睾丸生精障碍：两条非同源染色体间的物质交换，人群发生率为1/500。平衡易位携带者表型通常正常，生育后果取决于涉及的染色体大小、易位片段的长度及其在减数分裂表现。经纺锤体检测点鉴别减数分裂正常者产生正常精子，异常则启动凋亡程序。

（4）影响精子输送的常染色体异常

①先天性双侧输精管缺如与囊肿性纤维化跨膜转导基因（CFTR）基因：囊肿性纤维化（cystic fibrosis，CF）是一种致命性常染色体隐性遗传病。CFTR突变是囊肿性纤维化的基本病因，其定位于7号染色体短臂，编码膜蛋白，具有离子通道功能及影响射精管、精囊、输精管、附睾远段2/3的形成。CFTR基因纯合变异可能导致囊肿性纤维化，杂合变异影响附睾体尾部、输精管、精囊腺及射精

管的分化发育。

先天性双侧输精管缺如（CBAVD）与 *CFTR* 基因变异相关，*CFTR* 突变占先天性输精管缺如患者的 88%。CBAVD 患者夫妻双方均应检测 *CFTR* 基因变异；如女方为 *CFTR* 基因变异携带者，如做 ICSI 生育，胚胎发生囊肿性纤维化的概率是 25%（男方为杂合状态）或 50%（男方为纯合状态）。

②先天性单侧输精管缺如：大多数先天性单侧输精管缺如（CUAVD）患者生育力正常，但有一部分患者表现为少精子症或无精子症。在胚胎期，输精管起源于中肾管，于孕 7 周时，中肾管形成输尿管芽，进而诱导肾脏从后肾发育。当孕 7 周或孕 7 周前单侧中肾管受损，可导致单侧输精管发育不良及同侧肾脏发育不良，可能系其他基因异常导致，不必检测 *CFTR* 基因变异；如果只有单侧输精管缺如，肾脏正常时，则应检测 *CFTR* 基因。

③多囊肾与精道梗阻：多囊肾患者（常染色体显性遗传，基因位点 16p13.3 及 4q22-23），精液分析为无精子症、弱精子症及严重的少弱畸形精子症综合征。临床表现为：附睾囊性梗阻，精囊囊性扩张，精囊腺及射精管收缩乏力。造成精液异常的其他机制：多囊蛋白作用异常影响精液分泌，尿毒症的影响，精子鞭毛异常（微管 9+0）。

④ Young 综合征：主要病理改变为双侧附睾头增大或呈囊性扩张，而附睾体、尾部及输精管无异常。附睾的分泌物浓缩、潴留，附睾管进行性梗阻，导致梗阻性无精子症。附睾组织结构正常，切开或穿刺扩张部位，可取出黏稠的黄色液体，其中充满精子及碎片状物。以前认为与汞中毒有关，目前认为常染色体隐性遗传的可能性大。

（5）影响精卵结合的常染色体异常（以球形精子症为例）：精子形成阶段障碍，表现为精子缺乏顶体帽及顶体酶，精子形态异常还可包括核染色质、中段及线粒体鞘。受精失败的机制：穿卵及卵泡活化受阻，精子 DFI 及非整倍体率高；部分患者与 *SPATA16*（3q26.31）基因变异有关，该基因编码生精相关蛋白 -16，定位于高尔基体，参与精子顶体的形成；其他基因还有 *PICK1* 及 *DPY19L2*，生育借助 ICSI。

22. 性染色体异常也可能导致不育

染色体性别决定取决于含 X 或 Y 的精子与卵子的结合，位于 Y 染色体上的睾丸发育相关基因（*SRY* 基因）在人类性别决定中起着关键作用。*SRY* 基因能启动睾丸分化，调控 *AMH* 基因的表达，产生 *AMH* 蛋白诱导苗勒氏管退化，使性腺向睾丸分化。

SRY 基因已成为目前研究睾丸决定因子的最佳候选基因，此基因突变、易位或缺失可导致发育异常。缺乏 SRY 基因的 XY 男性患者，可能存在常染色体上的基因突变，诱导男性生殖器官发育。因此，性别的决定可能是以 SRY 基因为主导，一系列基因参与协调表达的调控模式。

据 11 篇文献报道，在 9766 例不育男性中，染色体异常率为 5.8%，其中性染色体异常为 4.2%；与此相比，94 465 名新生男童的染色体异常率为 0.38%，其中性染色体异常 131 例（0.14%）。性染色体异常可见于以下几种情况，下面将一一介绍。

（1）性反转综合征：是一种由性别决定和分化异常导致的两性畸形，其主要特征是患者的核型与表型相反，分别为 46，XX 男性和 46，XY 女性两种类型。

① 46，XX 男性：又称为性反转综合征，核型 46，XX，SRY（+），80% 的患者检测到 SRY 基因和 Yp 易位至 X 染色体或常染色体，因此睾丸得以分化。男性表型，体征似克氏综合征，临床表现与克氏综合征相似，如小睾丸、男性乳腺增生和无精子，但身高往往低于男性平均身高，有较高的尿道下裂发生率，认知水平正常，少弱精子症或无精子症。HPG 轴高促（FSH 及 LH）或正常，睾酮

正常或低，性功能多数正常。病因：精母细胞减数分裂时，X-Y 联会，片段交换异常，*SRY* 易位于 X 染色体或常染色体。

处理：与雄激素缺乏的治疗相似，14 岁之后睾酮替代治疗，身高与同龄人身高相差较大的患者可使用生长激素治疗，在睾酮替代治疗后，乳腺增生持续存在者可行外科整形手术。AZF（－）者，可行供精，若 AZFa、AZFb 和 AZFc 缺失，导致生精细胞完全缺失，不建议进行以预测及治疗为目的的睾丸活检，因为到目前尚未有成功睾丸取精的报道；AZF（＋）者，进行遗传咨询，有遗传至子代的风险。

② 46，XY 男性性反转综合征：又称 Swger 综合征，病因是 *SRY* 基因或其受体缺陷。女性外观，原发闭经，有的有正常的女性内外生殖器，有的表现为幼稚型外生殖器，且内生殖器发育不全，甚至有的有阴蒂肥大现象。

（2）雄激素不敏感综合征：是一种 X 连锁遗传病，在胚胎期由于雄激素受体（AR）缺陷而引起的一种男性表型异常综合征。因受体缺陷的严重程度不同而使临床表现不一，内生殖器为男性，外生殖器为男性或女性或性别不明。AR 功能全部缺失者，称为完全性雄激素不敏感综合征（CAIS），表现为男性假两性畸形；AR 部分缺陷者称为部分性 AIS（PAIS），又称为 Refenstein 综合征，表现为尿道下裂、隐睾、小阴茎；轻微缺陷者，表现为男性不育症。

雄激素不敏感综合征的处理：激素替代治疗，女性表型可在睾丸切除后用雌激素、孕酮；男性表型可使用各种剂型的睾酮及双氢睾酮。预防骨质疏松。

手术治疗：包括睾丸切除术、阴道延长术、生殖器成形术（阴茎成形术、阴道成形术）、阴蒂切除术，但对于手术年龄、性别决定者有争议。

（3）克氏综合征：是一种最常见的性染色体异常疾病，由于出现额外的 X 染色体，从而主要造成性腺功能低下、雄激素不足、生精功能受损等问题。本病系高促性腺激素性性腺功能减退。发病率在新生男婴中占 1/1000 ～ 1/500，在不育男性中占 3%，在无精子症患者中占 13%。常见的染色体核型为：47，XXY，嵌合型为：46，XY/47，XXY。

①克氏综合征的典型症状为：小而硬的睾丸，睾丸容量一般不足 4ml，由于曲细精管的纤维化，导致睾丸质地较硬；由于雄激素缺乏，导致骨骺闭合较晚，出现腿长的现象；体毛稀少、肌肉弱、骨质疏松，均为睾酮激素分泌不足，造成的雄激素缺乏症状。

②诊断：多因男性不育症就诊。查体：睾丸小而硬，

阴茎短小，第二性征发育不良。皮肤细白，阴毛、胡须稀少而腋毛常常缺如，喉结不明显。身高较高，身材比例异常，男性乳房发育等。内分泌检查：血 FSH 升高，血 LH 可升高或正常。由于睾酮降低，血雌二醇水平升高，睾酮 / 雌二醇比值降低。遗传学检查：染色体核型多为：47，XXY，部分或是嵌合型，如 46，XY/47，XXY、46，XX/48，XXXY 等。

③克氏综合征患者睾酮治疗：睾酮补充治疗应在青春期开始之后，即 12～14 岁。早期睾酮补充治疗对于改善患者行为和认知方面的作用是肯定的。睾酮补充治疗对克氏综合征患者的男性不育症无治疗作用，甚至外源性的睾酮可能抑制精子的成熟。但睾酮补充治疗可以纠正雄激素缺乏的症状，可增加体毛和阴毛、肌肉量、男性特征和自信，减少疲劳感和易怒性，增强性欲、力量和骨密度等，从而提高患者的生活质量。对成年男性克氏综合征患者，睾酮补充治疗对于改善其情绪、行为、肌肉量、骨密度都有积极作用。

睾酮补充治疗一旦开始，就需终生用药。睾酮可以刺激红细胞产生，但不会改善睾丸的体积和精子生成。在睾酮补充治疗时要密切监测血浆睾酮水平及雌雄激素比例，注意调整睾酮的剂量。

④生育问题的处理：如有生育要求，准备期间需停止睾酮用药。

对于精液中有少量精子的克氏综合征患儿，可在青春期早期，未行睾酮补充治疗之前，低温贮藏其精液标本，以便为将来行 ICSI 解决生育问题提供可能。对于无精症的成年男性患者，行显微取精，如睾丸中发现精子，行 ICSI。目前临床上还没有能有效预测精子存在的指标，证明精子是否存在的方法只有睾丸活检。

精液检查表现为无精子症的患者，其睾丸组织存在灶性的精子发生，表明患者仍有生育的可能。非嵌合型克氏综合征的成年患者通过睾丸精子提取（TESE）获得精子的概率为40%～50%，应用近年来出现的显微精子提取技术精子检出率可以提高到约70%。若在术前短期应用绒毛膜促性腺激素或芳香化酶抑制剂提高患者睾丸内的睾酮浓度，可以获得更高的精子检出率。

获得可用精子后，通过 ICSI 技术进行体外受精，然后进行胚胎移植，最终活产率达20%～45%。在过去的十余年间，通过 TESE 与 ICSI 相结合的技术，已有超过100例 Klinefelter 综合征患者获得了健康的子代。

这一辅助生殖技术虽然给克氏综合征患者带来了福音，但由于其子代存在性染色体和常染色体异常的风险性

较高，如 21- 三体、18- 三体等，因此强烈推荐胚胎植入前
遗传学诊断（PGD）。

23. Y 染色体微缺失可能是造成男性不育症的重要先天因素之一

（1）Y 染色体的短臂上有决定男性性别的基因，该基因编码产物为睾丸决定因子（TDF），其有一个最佳候选基因 SRY。SRY 基因突变可导致 46，XY 患者女性化，大多数为完全性腺发育不全。SRY 基因缺失主要存在于 45，X（Turner 综合征）患者中，几乎无生育能力。SRY 基因可易位至 X 染色体或常染色体，促使睾丸形成，但睾丸常发育不良，常见为 46，XX 男性患者，绝大多数无生育能力。

（2）此外，Y 染色体长臂远端存在调控精子发生的基因——无精子症因子（AZF），可划分为 3 个互不重叠的区域，即 AZFa、AZFb、AZFc，分别位于 Yq11 的近端、中间和远端。AZF 缺失可导致精子发生障碍、精子减少或完全不产生精子。

约 30% 男性不育症患者与遗传因素相关，其中 Y 染色体微缺失是导致男性不育症的第二大遗传因素。各个 AZF 区都有多个与精子生成相关的候选基因，比如 AZFa

包含的基因有 *USP9Y* 和 *DDX3Y*，AZFb 区基因有 *RBMY* 和 *HSFY*，AZFc 区基因有 *DAZ* 和 *CDY* 等。这些区域的任何一个或多个区域的缺失都将导致精子发生障碍：少精、弱精、无精直至不育。

Y 染色体微缺失的类型及临床意义：Y 染色体微缺失与精子生成障碍具有明确的因果关系。AZFc 区缺失最常见，约占 60%，其次 AZFb 区缺失占 16%，AZFa 区缺失占 1%～5%。AZFa 区完全缺失者病理表现为唯支持细胞综合征（SCOS）I 型，即无精原细胞出现，仅有支持细胞，同时睾丸体积缩小，临床表现多为无精子症。AZFb 区完全缺失或合并 AZFc 区缺失，病理表现为生精障碍，精子发生阻滞在青春期减数分裂前或减数分裂期，临床表现常为无精子症。AZFc 区完全缺失多数表现为无精子症。该区部分缺失对精子发生的影响存在较大群体差异性，Y 染色体遗传背景对缺失分布有显著影响，其病理可表现为生精功能正常或不同程度的生精障碍，因此，评估 AZFc 部分缺失对生精功能的影响，需结合其 Y 染色体单倍群和基因特点。

（3）Y 染色体微缺失的检测及临床意义：Y 染色体微缺失检测的对象主要为无精子症或严重少精子症患者（精子数 $< 5 \times 10^6$ /ml），应尽可能排除其他原因所致的男性不

育，比如梗阻性无精子症等生精功能正常（FSH 正常）的因素。Y 染色体微缺失的检测可为原因不明的男性不育症做出病因学上的诊断，避免不必要的药物及手术治疗，也可预测辅助生殖技术（ART）的结局。

诊断无精症患者 Y 染色体微缺失的种类，对睾丸活检能否发现成熟精子有一定的预测性，进而为临床医生的治疗方案提供指导。AZFa、AZFb 和 AZFc 三区全部缺失患者，100% 表现为无精子症。AZFa 区或 AZFb 区完全缺失或 AZFb 和 AZFc 两区同时缺失的患者 96% 表现为无精子症，4% 表现为严重少精子症。这类患者如果需要进行 TESA/PESA+ICSI，获取精子的机会几乎为零。因此，对这类患者没必要再进行睾丸穿刺增加患者的痛苦，也尽早避免了对女方进行促排卵治疗，无谓增加患者的经济负担和女方因促排卵可能引起的并发症及远期不良反应。单独 AZFc 区缺失的患者通过睾丸精子穿刺（TESA）或经皮穿刺附睾抽吸取精术（PESA），大多数可以获得精子进而行 ICSI 而生育下一代。AZFc 缺失可随时间延长进行性精子数量减少，因此建议尽早冻存精液。

（4）Y 染色体微缺失的遗传咨询：有研究发现，AZFc 区基因缺失的少精子症患者，其精子数目有进行性下降的趋势，部分患者最后发展为无精子症。因此，对 AZFc

缺失的严重少精子症患者，应及早进行治疗或将其精液冷冻保存，以免待其发展为无精症时需要进行 TESA 或 PESA+ICSI 的有创伤性治疗。

Y 染色体微缺失会遗传给子代男性，其常具有与父亲相同的微缺失，偶会发生更大的缺失，比如形成 45，X Turner 综合征。因此，AZF 缺失患者须行植入前诊断（PGD），选择女婴，尽量避免男性携带者。AZFa 或 AZFb 完全缺失的患者无需行 TESE，可人工供精或领养。

24. Kallmann 综合征明确诊断是关键，主要采取促性腺激素治疗

Kallmann 综合征又称失嗅类无睾综合征，是一种先天性的遗传病。本病呈家族性或散发性，多见于男性，男性比女性发病率高 5 ～ 7 倍，在男性性腺功能减低的发病率中仅次于克氏综合征。

Kallmann 综合征其发病机制是下丘脑完全或不完全丧失合成分泌促性腺激素释放激素（GnRH）的能力。它是由于分泌 GnRH 的神经元前体不能完成这一迁移过程，所以导致 GnRH 分泌障碍，从而引起 FSH 和 LH 分泌不足，性腺不能产生成熟的精子及足够的睾酮，最终造成继发性

性腺功能减退。

（1）Kallmann 综合征临床表现，因个体差异而表现各异：主要特征表现为因下丘脑促性腺激素释放激素（GnRH）减少引起的性腺发育不良和因嗅球发育不全而引起的嗅觉丧失或减弱。

临床表现为：①性腺发育落后：患者无青春期发育或不完全性发育，表现为性幼稚体型（类宦官症），缺乏第二性征，无阴毛和腋毛，均表现为性幼稚，小睾丸，小阴茎[睾丸体积多在（3.0±2.3）ml，阴茎长平均 3.6cm]，无精子发生，少数患者表现为隐睾。无胡须，喉结不明显，声音尖细，骨龄可延迟（性腺减低可伴随生长落后），但生长发育及智力发育正常；②嗅觉功能障碍：X- 连锁 Kallmann 综合征患者几乎均有不同程度的嗅觉缺陷；③可伴有其他先天缺陷：如肢体畸形（多见于家族型 Kallmann 综合征患者），如红绿色盲、听力减退、高腭弓、腭裂、鼻中隔缺如、隐睾或睾丸萎缩和双手运动共济失调、先天性心脏病、肾畸形等，也可见男性女乳症、肥胖、糖尿病。

生殖内分泌检查特点为：①选择性垂体 - 性腺轴性功能减退：FSH、LH、T 水平均降低，LH 释放激素（LRH）试验大部分（85%）呈低或无反应，但 LRH 连续刺激试验、血 LH 可有改善；②其他内分泌轴系功能正常，小部分可伴生长激素缺乏，或睾丸 Legdig 细胞缺陷；③性染色体核型 46，XY；④多有家族史，也可散发；⑤ GnRH 和 LH 脉冲分析有利于本病的诊断和鉴别诊断。

（2）Kallmann 综合征属少见病，因在儿童期不易被注意，大多数病例都在青春期后才得以确诊。询问或检查患者的嗅觉情况，是本病区别于其他性腺功能低减的特征性体征，本病大部分患者不能区别酒精、水、氨水和醋酸味，少部分患者可以分辨出浓酒精和水的味道，但有时患者并不会意识到自己有嗅觉障碍，常易疏忽这个问题。医生应着重询问患者的嗅觉情况，以便与其他疾病的鉴别。

体格检查除一般常规检查外，应重点检查性腺相关的内容：外生殖器、尿道口、第二性征，如男性化程度有无异常，与年龄是否相符，睾丸与阴茎的大小、质地（有异常时，应准确地测量其体积）。对成年患者还需检查附睾、精索、输精管和前列腺等情况。

（3）Kallmann 综合征明确诊断是治疗的关键，主要采取雄激素替代治疗。

性激素替代治疗的目的是促进第二性征的发育和维持性功能。替代治疗的原则是模拟正常的青春期过程，男孩的睾酮替代治疗一般在 14 岁开始，正常的青春期一般历时 4～5 年。因此，替代治疗的性激素剂量要从小量开始，以避免骨骺过早闭合导致身材矮小。约在 1 年后增量至成人常规剂量，持续 3 ～ 4 年。可供选择的睾酮制剂包括口服剂、肌内注射剂和皮肤贴剂。

（4）生育问题的解决：用 HCG 和绝经期促性腺激素（HMG）或用 GnRH 脉冲治疗 Kallmann 综合征男性患者，可促使男性第二性征发育，睾丸体积增大，促进精子发生。

LHRH 脉冲式治疗或 HCG+HMG 联合治疗，制剂和用法：①采用注射泵，以 LHRH 10 µg 皮下脉冲注射，每 90 分钟 1 次，治疗 3 ～ 6 个月以上；② HCG 1500 ～ 2000U 肌内注射，每周 2 ～ 3 次；③ HCG 1500 ～ 2000U+HMG 75U 肌内注射，每周 2 ～ 3 次。一般联合治疗 3 ～ 6 个月后才可能受孕。若联合治疗 3 个月后患者睾丸体积或受孕情况未改善，HMG 和 HCG 的量可加倍。若患者对联合治疗反应差，尤其是初诊时睾丸体积小，无青春期表现的患者，联合治疗可持续 1 ～ 2 年。

采用以上方法治疗，不仅可能促进患者睾丸产生雄激素，加强患者男性化表型，而且还可能促进睾丸曲细精管发育，产生精子而恢复生育功能。我们的经验是：男性患者治疗 1 周后血清促性腺激素和睾酮水平上升，治疗 2 ～ 3 个月后无精子症患者精液中可出现精子，少精子症和弱精子症患者精液质量改善。因此，应在治疗 3 个月后检查精液，若精液质量恢复，可将精液冷冻以备人工授精等。

（5）遗传咨询：考虑到已知基因变异仅占低促性腺激素功能减退症（IHH）的 20% ～ 30%，将来有可能会发现其他导致 IHH 的基因。由于大多数先天性低促性腺素性功能减退，患者青春期延迟，故常常在成人期前被发现，但是在部分患者仅表现为生精功能减弱和轻度性腺功能减退，往往在成人期才发现。从实用的角度出发，对有家族遗传模式的 Kallmann 综合征患者可进行选择性的基因检测。而对于散发的和无嗅觉缺失的 IHH 患者，由于基因型和表型之间无明确的关联，可针对所有候选基因进行检测。由于大多数患者经促性腺激素治疗后可使其妻子自然怀孕，即使是精子总数相对低，但在治疗前强烈建议进行基因检测，根据基因检测（X 连锁、常染色体显性、常染色体隐性遗传）的结果，可做出更加准确的遗传咨询，例如对遗传至子代的风险可做出评估。

目前，没有基因缺陷类型与治疗效果之间关系的研究报道。但是，有趣的是，在某些 IHH 患者，长期使用睾酮治疗后，生殖功能自发逆转，恢复正常。因此，在将来，突变基因的检测不仅有诊断价值，而且有助于治疗方案的选择，对治疗效果也有预测价值。

25. 原发性纤毛不动综合征患者的生育问题缺乏有效方法

（1）纤毛不动综合征（Immotile cilia syndrome，ICS）是由纤毛结构缺陷引起多发性的遗传病，为常染色体隐性遗传，包括异常 Kartagener 综合征及其他单基因病，发病率 1∶60 000 ～ 1∶30 000。ICS 是一种和遗传有关的纤毛结构缺陷，主要为纤毛蛋白臂或放射辐的缺陷，从而使纤毛运动异常。精子尾部是一种特殊的纤毛，当其结构异常时，精子失去运动功能，造成不育。胚胎发育过程中，若纤毛结构异常，由于缺乏正常的纤毛摆动，在妊娠 10 ～ 15 天时，内脏发生左旋转代替正常的右旋转，将引起脏器转位。鼻窦炎 / 鼻息肉、支气管扩张和内脏转位三联征，称为 Kartagener 综合征，占纤毛不动综合征患者总数的 50%。

（2）纤毛不动与男性不育的关系：纤毛超微结构异常主要有纤毛动力蛋白臂部分或完全缺失、放射辐缺陷、中央鞘缺失等。精子尾部是一种纤毛的变形，当其结构异常时，精子失去摆动能力，可以引起男性不育。可见以下几种类型：

①非特异性鞭毛异常：最常见的鞭毛异常，精子活力

严重低下，精子微管结构随机性、非均一性改变；多数原因是可纠正的，如精索静脉曲张、氧化应激异常及生精毒素等；无遗传学证据。

②原发性纤毛不动综合征（primary ciliary dyskinesia，PCD）：可由至少9个基因的变异所致；其中38%的病例是5号染色体短臂上 *DNAI1* 和 *DNAH5* 基因变异所致。精子尾部是一种纤毛的变形，当其结构异常时，精子失去摆动能力，可以引起男性不育。

③纤维鞘发育不良：精子活力基本丧失或完全丧失；精子纤维鞘、轴丝或轴丝周围的扭曲，改变是均匀性、特征性的；有较强的家族性，提示遗传倾向。

④ Kartagener 综合征：是 PCD 中的 1 个亚型，即内脏逆位 – 鼻窦炎 – 支气管扩张综合征，属于先天性常染色体隐性遗传疾病；呼吸道纤毛上皮的活动障碍，黏液纤毛运输功能下降，分泌物不能排出，引起反复长期的慢性感染，这就形成了支气管扩张和鼻窦炎的病理基础；精子鞭毛活动障碍导致严重弱精子症。

（3）患者有以下情况之一时考虑 ICS：①自幼即有慢性鼻 – 鼻窦炎、慢性支气管炎等呼吸道症状；②耳鼻喉科病变虽不重，但迁延不愈；③有遗传因素：如亲属有内脏反位，或亲属中有已确诊纤毛不动综合征者；④能确定黏液纤毛清除功能缺陷或纤毛超微结构异常；⑤精液检查示精子活动降低或死精，且精子鞭毛超微结构异常。

（4）一般治疗：主要以内科保守治疗为主。增强体质，防止呼吸道感染。呼吸道反复感染的治疗，可用抗感染及促进痰液排除的药物。黏液促排剂促进痰液咳出；应用促进纤毛运动的药物，如 ATP、标准桃金娘油胶囊、氨溴索片或注射剂、桉柠蒎胶囊等；提高机体免疫力，加强营养等。同时亦应注意治疗鼻窦炎，对于出现鼻息肉、肺不张、严重心血管畸形等保守治疗无效，且有手术适应证的患者，可手术治疗。

（5）生育治疗：由于该综合征是先天性的，因此对不动精子的生育方面的治疗缺乏特异、有效的方法。有研究发现轴丝中心微管异常的纤毛及精子尚有一定的活动力，其中10%的活动正常，这可能是由于对称性的 8+1 复合结构可将双微管的滑动转换成轴丝的运动。另外，个别由于纤毛蛋白臂缺陷的患者其轴丝也仍有一定的活动力但不协调，这些患者虽然纤毛有缺陷但精子并未受到影响，故仍有生育力。对这类患者可保守药物治疗，尝试自然怀孕，若失败再选用辅助生殖方法。但对多数此征患者而言，ICSI 是治疗 ICS 伴男性不育的有效方法。

26. 对伴少弱精子症的多囊肾患者以药物 治疗为主，辅助生殖可能面临遗传风险

常染色体显性多囊肾病（ADPKD）是最常见的遗传性肾病，确切病因不明，约半数有家族遗传病史，研究显示其可能为常染色体显性遗传（16p13.3 及 4q22-23）。病理改变或表现：附睾囊性梗阻、精囊囊性扩张、射精管囊肿、精囊腺及射精管收缩乏力。此外。精子结构异常、多囊蛋白结构缺陷、*PKD* 基因突变及 *AZF* 基因微缺失也有可能是导致男性 ADPKD 患者精液质量异常发生率增高的原因。精液分析表现为无精子症、弱精子症及严重的少弱畸形精子症综合征。辅助生殖技术可以增加男性 ADPKD 患者配偶的受孕概率，但应充分评估子代的健康问题。

（1）ADPKD 是一种最常见的单基因遗传性肾病，发病率为 1‰～ 1/400。ADPKD 一般为成年发病，部分患者甚至到 70 岁以后才发病。目前其确切病因不明。引起 ADPKD 的致病基因主要有 2 个，分别为 *PKD1* 和 *PKD2*，其编码蛋白分别为多囊蛋白 1 和多囊蛋白 2。*PKD1* 基因突变型约占所有病例的 80%～ 95%，而其余多为 *PKD2* 基因突变所致。与 *PKD2* 基因相比，*PKD1* 基因突变型患者发病更早，且终末期肾病在 *PKD1* 基因突变型患者中进展得更快。

ADPKD 的主要病理改变为双侧肾脏形成许多大小不等的液性囊泡并进行性增大，严重破坏正常肾脏结构和功能，导致终末期肾病的发生，约 50%ADPKD 患者在 60 岁之前不可逆地进展为终末期肾病。近年来研究发现，部分 ADPKD 男性患者可合并严重少弱精子症、死精子症、无活力精子、无精子症、附睾囊肿、精囊腺囊肿及射精管囊肿等而导致男性不育，但具体机制不明。

（2）精液质量异常：近年来，关于男性 ADPKD 患者出现精液质量异常的报道逐渐引起人们的关注。患者可表现为少弱精子症、死精子症、无活力精子、无精子症、血精症等，其中，以少弱精子症最常见，严重者可导致这部分患者不育。从目前的研究结果来看，我们推测精子结构异常、多囊蛋白结构缺陷、*PKD* 基因突变及 *AZF* 基因微缺失可能是导致男性 ADPKD 患者精液质量异常发生率增高的原因。

生殖道及其附属性腺囊肿：在男性 ADPKD 患者中，囊肿可见于生殖道的不同部位，其中以精囊腺囊肿最常见。生殖道及其附属性腺囊肿可挤压精道造成局部完全或不完全阻塞，可能是导致男性少精子症、无精子症的重要原因。另外，囊肿对生殖道上皮的长期压迫可能造成组织细胞的正常生殖内分泌功能障碍，从而影响男性生殖功能。

（3）诊疗原则：ADPKD 是一种严重危害健康的多系

统疾病，尚缺乏有效的治疗手段。男性 ADPKD 不育患者需行精液分析，以明确是否存在精液质量异常。通过影像学检查判断是否存在生殖道及附属性腺囊肿。另外，对于严重少精子症、无精子症患者须检测血清性激素水平，明确是否存在内分泌异常，影响精子的正常发生。对于男性 ADPKD 不育患者，主要在治疗原发病的基础上，积极通过各种不同治疗手段改善其生育能力，同时对于婚育年龄的男性患者还需警惕某些治疗多囊肾的药物对精子的不良影响。治疗原则主要是解除梗阻，改善精液质量。

①内科治疗：目前对于部分伴有少弱精子症的男性 ADPKD 患者，采用药物保守治疗仍是主要的治疗手段，但确切疗效尚不能肯定。经验性治疗方法包括激素类及非激素类两类。前者主要是通过改变下丘脑 – 垂体 – 睾丸轴，以增强精子的产生；后者则通过促进血管舒缓素 – 激肽系统、抑制前列腺素合成、改善睾丸微循环和清除生殖道活性氧等途径改善精子活力。

②外科治疗：对于伴有严重少精子症或梗阻性无精子症的男性 ADPKD 患者，采用经尿道射精管切除术（TURED）能够解除输精管道的梗阻问题，但采取手术的时机、术后恢复情况及相关的风险 – 效益问题等，目前仍存在争议。因此，对于具有手术适应证的男性 ADPKD 患

者，应结合患者具体情况，综合评估其风险效益，选择适当时机和术式进行治疗。

③辅助生殖技术治疗：对于部分生育愿望迫切的男性 ADPKD 患者而言，辅助生殖技术可以增加其配偶的受孕概率，但应充分评估子代的健康问题。目前研究显示：ICSI 治疗 ADPKD 所致男性不育症同样有效，但单个周期成功率较先天性双侧输精管缺如患者低，且其后代将会面临遗传风险，故应在进行充分遗传学咨询的前提下，尊重患者夫妇意愿，选择恰当的治疗方案。

当 ADPKD 患者病情进展到尿毒症期时将严重影响生育能力。在患者病情进展到尿毒症且已影响生育能力之前，应该优先考虑这些患者的生育问题。对于精液分析正常的男性 ADPKD 患者，有机会可行精液冻存。而对于伴有严重弱、畸形精子症患者及睾丸穿刺正常的 ADPKD 患者，可考虑使用显微外科睾丸取精，通过辅助生殖技术解决生育问题。但是，必须加强胚胎植入前和产前遗传学检查，以利于患者生育健康的下一代。

参考文献

1. 白文俊，王晓峰 . 现代男科学临床聚焦 . 北京：科学出版社，2017：254-296.

2. 陈竺. 医学遗传学.2 版. 北京：人民卫生出版社，2010；41-71.

3.Jungwirth A, Giwercman A, Tournaye H, et al.European Association of Urology guidelines on Male Infertility：the 2012 update. European Urology, 2012, 62（2）：324-332.

4.Hotaling J, Carrell DT.Clinical genetic testing for male factor infertility：current applications and future directions.Andrology, 2014, 2（3）：339-350.

5.Jangravi Z, Alikhani M, Arefnezhad B, et al.A fresh look at the male-specific region of the human Y chromosome.J Proteome Res, 2013, 12（1）：6-22.

6.Rives N.Y chromosome microdeletions and alterations of spermatogenesis, patient approach and genetic counseling.Ann Endocrinol, 2014, 75（2）：112-114.

7.Mierla D, Jardan D, Stoian V.Chromosomal abnormality in men with impaired spermatogenesis.Int J Fertil Steril, 2014, 8（1）：35-42.

8.Braun WE.Advances in autosomal dominant polycystic kidney disease-2014 and beyond.Cleve Clin J Med, 2014, 81（9）：545-556.

9.Wüthrich RP, Mei C.Aquaretic treatment in polycystic kidney disease.N Engl J Med, 2012, 367（25）：2440-2442.

10.Luciano RL, Dahl NK.Extra-renal manifestations of autosomal dominant polycystic kidney disease（ADPKD）：considerations for routine screening and management.Nephrol Dial Transplant, 2014, 29（2）：247-254.

性功能障碍与男性不育症关系密切，但临床上容易被忽视

27. 有些引起男性不育症的原因可能是勃起功能障碍

阴茎勃起功能障碍（ED）是指阴茎持续不能达到或维持足够的勃起以完成满意的性生活，且病程 3 个月以上。ED 的患病率随年龄增加而升高。2010 年 BPC-BPH 研究小组调查北京市社区共 1644 名 50 ～ 93 岁 [（64.5±9.8）岁] 成年男性中，ED 的患病率为 90.45%。

ED 的病因错综复杂，常见因素包括：精神心理

因素、内分泌性因素、代谢性因素、血管性因素、神经性因素、药物性因素、阴茎解剖或结构异常等。此外，ED 还与男性年龄老化密切相关，而吸烟、嗜酒、缺乏运动、性生活不规律等生活方式以及肥胖、动脉粥样硬化、糖尿病、高血压和血脂异常代谢性疾病、抑郁症、下尿路症状、良性前列腺增生等也是影响其发生早晚和严重程度的重要因素。很多治疗高血压和精神障碍的药物也能够引起 ED。

ED 的诊断主要依据患者的主诉，因此获得客观而准确的病史是该病诊断的关键。医生应设法消除患者羞涩、尴尬和难以启齿的心理状态。应鼓励患者的配偶参与 ED 的诊断。目前以国际勃起功能问卷 -5（IIEF-5）作为诊断工具。ED 的严重程度可分为轻度、中度和重度。按阴茎勃起硬度分级（主观法）：Ⅰ级，阴茎只胀大但不硬为重度 ED；Ⅱ级，硬度不足以插入阴道为中度 ED；Ⅲ级，能插入阴道但不坚挺为轻度 ED；Ⅳ级，阴茎勃起坚挺为勃起功能正常。

体格检查的重点为第二性征发育：注意患者皮肤、体型、骨骼及肌肉发育情况，有无喉结，胡须和体毛分布与疏密程度，有无男性乳腺发育等。生殖系统检查：注意阴茎大小，有无畸形和硬结，睾丸是否正常。局部神经感觉：会阴部感觉、提睾肌反射等。50岁以上男性应常规行直肠指诊。既往3～6个月内如患者未行血压及心率检查，应行血压及心率测定。

辅助检查：应根据患者主诉及相关危险因素行个体化安排，包括血常规、血生化、性激素等。对50岁以上的或怀疑前列腺癌患者应检测 PSA。此外，临床常用的其他检测手段有：阴茎夜间勃起测试（NPT）、阴茎海绵体注射血管活性药物试验（ICI）、阴茎彩色多普勒超声检查（CDDU）、神经诱发电位检查、阴茎海绵体灌注测压及造影，以及阴部内动脉造影等。

治疗 ED 前应明确其基础疾病、诱发因素、危险因素及潜在的病因，应对患者进行全面的医学检查后确定适当的治疗方案。尤其应该区分出心理性 ED、药物因素或者不良生活方式引起的 ED，以上原因引起的 ED 有可能通过心理辅导或去除相关因素使之得到改善。

器质性 ED 或混合型 ED 通常要借助药物等治疗方法。治疗应该基于患者及其伴侣的预期值、性生活满意度、总体健康满意度等要求，对不同患者制订个体化的方案会有更好的治疗效果。因本书主要着眼于男性不育症的相关内容介绍，故以下主要介绍非手术治疗方式。

建议患者改变不良生活方式应在治疗 ED 前或同时进

行，特别是有心血管病或代谢性疾病（如糖尿病、高血压等）的患者。

①生活方式的调整应该是 ED 治疗的首要事项。控制基础疾病，ED 是可以治疗的疾病，而且部分患者可以治愈。对于有明确基础疾病的患者，应治疗明确的病因，如：心血管疾病、糖尿病、内分泌异常、抑郁症等。并且应该与 ED 同时治疗或先于 ED 治疗。

②心理疏导。如果患者有明显的心理问题，怀疑有抑郁障碍或其他精神疾患时应该安抚患者并建议患者到精神科咨询。对新婚或刚经历性生活的患者的咨询往往可以获得很好的结果。当然，部分这样的患者通过一段时间的 5 型磷酸二酯酶抑制剂（PDE5i）辅助治疗可能会更好。

③性生活指导。首先，应该让 ED 患者理解性生活是生活质量的重要组成部分，并且应该和其伴侣共同面对这一问题。适当调动患者及其伴侣对性生活的兴趣，并鼓励他们在心理治疗或药物等治疗下适当增加性生活频率。

④ PDE5i 治疗。目前作为治疗 ED 的首选疗法，使用方便、安全、有效，易被多数患者接受。目前常用的 PDE5i 包括西地那非、伐地那非和他达拉非。3 种 PDE5i 药理作用机制相同，口服后有足够性刺激才能增强勃起功能，对 ED 患者总体有效率在 80% 左右。

⑤生殖安全。多项随机对照研究证实，PED5i 对健康男性的精液量、精液黏稠度、精子密度、精子活动力及精子正常形态无明显影响。

⑥ PED5i 无效者的处理。正确使用足量 PDE5i，勃起功能无改善者可视为无效。首先要明确医生是否向患者交代清楚正确的服药方法及服用剂量。主要问题有：性刺激缺乏；服药剂量不足；服药与性生活间隔太长；酒精或饮食影响了药物的吸收等。处理方法：指导患者正确使用 PDE5i；更换另一种 PDE5i；联合治疗；改用其他治疗，如海绵体注射、负压吸引等。

⑦其他药物。曲唑酮是 5 羟色胺 2 C 受体的激动剂，也是 5-HT1A 受体的阻滞剂。该药除作用于中枢神经系统外，还能阻断 α2 受体，松弛血管及海绵体平滑肌，从而使阴茎海绵体内的血供增加导致勃起。虽然有临床上报道曲唑酮治疗 ED 有效，但国外学者研究结果提示，与安慰剂差异无统计学意义。育亨宾能选择性地阻断突触前的 α2 受体，促进去甲肾上腺素的释放，使海绵体神经末梢释放较多的去甲肾上腺素，减少阴茎静脉回流，利于充血勃起。在 PDE5i 应用治疗 ED 之前，曾经被广泛应用治疗 ED，但其有效性及安全性尚未得到充分的评估。

⑧海绵体活性药物注射治疗。对于口服药物治疗无效

的 ED 患者，可以采用海绵体内注射疗法，其有效率高达85%。临床上常用的药物有：前列地尔（PGE_1）、罂粟碱、酚妥拉明。注射时可采用 TB 针头，与皮肤呈45°角进针，在海绵体侧方，避开表皮血管。注射后应局部压迫止血2分钟，全部操作过程应无菌。改良的注射笔可以降低操作难度，也可以防止患者看到针刺过程产生恐惧。若注射后阴茎勃起时间超过4小时应立即处理。

⑨真空装置按需治疗。真空装置通过负压将血液吸入阴茎海绵体中，然后在阴茎根部套入缩窄环阻止血液回流以维持勃起。该方法适用于 PDE5i 治疗无效，或不能耐受药物治疗的患者，尤其适用于偶尔有性生活的老年患者。不良反应包括阴茎疼痛、麻木、射精延迟等。使用时应告知患者，负压助勃时间不宜超过30分钟。禁忌证包括自发性异常勃起、间歇性异常勃起和阴茎严重畸形患者。

多数 ED 与动脉粥样硬化、高血压、糖尿病等相关，因此，ED 的预防与心脑血管疾病的防治是统一及互利的。此外，需兼顾勃起功能与社会心理、神经、内分泌、泌尿生殖疾病和创伤等多种因素关系密切的特点。

ED 的预防目标和措施是：对于有 ED 危险因素但勃起功能正常的男性，控制危险因素，降低发生 ED 的可能性；对于勃起功能减退的男性，早期干预，恢复和保护勃起功能；对于勃起功能障碍的男性，积极治疗，达到勃起功能的康复，提高性生活质量。

ED 的预防措施中，发现和治疗可纠正的病因，改善生活习惯，控制 ED 相关危险因素最为重要。循证医学证据支持以下预防措施：①戒烟、体育锻炼和减轻体重，低脂肪高纤维素饮食；②控制伴随疾病，如冠心病、高血压、糖尿病、高脂血症、代谢综合征等；③规律的性生活有助于改善勃起功能；④使用 PDE5i 如西地那非早期治疗轻度 ED。

28. 试孕期男性性欲低下，对怀孕影响很大，需要尽早改善

男性性欲低下是指成年男子持续或反复的对性幻想和性活动不感兴趣，出现与其自身年龄不相符的性欲望和性兴趣淡漠，进而表现性行为表达水平降低和性活动能力减弱，甚至完全缺失。男性在性生活中绝大多数处于主动地位，男性性欲低下对双方的危害要远远高于女性性欲低下，男性性欲低下导致性活动减少，容易造成自卑、焦虑、抑郁等心理障碍，所以更容易危害生活、家庭以及社会交往。

（1）诊断标准（CCMD-3）：符合非器质性性功能障碍的诊断标准；性欲减低，甚至丧失，表现为性欲望、性爱好及有关的性思考或性幻想缺乏；症状至少持续3个月。

性欲低下的诊断应当建立在耐心的病史询问和体格检查、神经内分泌等实验室检查基础上，需要对患者家属、性伴侣详细询问。目前性欲低下诊断标准划分为以下4级：Ⅰ级：性欲较正常减弱，但可以接受配偶的性要求；Ⅱ级：性欲在某一阶段后出现减弱或只在特定境遇下才出现减弱；Ⅲ级：性欲一贯低下，每月性生活不足2次或虽然超过但属于被动；Ⅳ级：性欲一贯低下，中断性活动6个月以上。

（2）在备孕期男性性欲低下，对怀孕的影响是显而易见的。根据我们的临床经验，总结了以下几个常见原因：

①性欲低下与睾酮的关系：多巴胺系统与5-羟色胺系统严格的平衡关系可能决定了性欲及性功能表现，多巴胺系统提高性欲及性兴奋，去甲肾上腺素影响性唤起和性高潮，5-羟色胺系统在性反应的消退期发挥作用，过多活跃可致性欲低下或性高潮延缓。睾酮是调节性欲最重要的性激素，睾酮对性欲是直接作用或通过转化为雌二醇的间接作用引起性欲低下，尚不明确。

②精神心理因素：精神心理因素是性欲低下的最常

见因素。常见的精神心理因素有：夫妻感情不和，家庭不和睦，甚至对长期同一性生活方式厌倦、缺乏激情；工作压力大，工作受挫折和被打击；有婚外性生活史，产生压抑和罪恶感；既往有不成功性交而被对方责怪、嘲弄的经历；缺乏性教育或受到错误的性教育，存在对性的恐惧心理，如对性交感到忧虑、害怕感染性病等；人际关系不协调，安全无保障等社会问题诱发的抑郁、焦虑；宗教戒律和民族、社会传统的束缚等。

③可引起性欲低下的疾病

内分泌疾病：低促性性腺功能低下，主要有卡尔曼综合征、脑垂体手术。高泌乳素血症，病理性催乳素升高可干扰促性腺激素释放激素的周期性释放，消除促性腺激素的脉冲式分泌，可使促黄体激素（LH）和促卵泡激素（FSH）释放减少，可出现性欲低下等症状。催乳素升高是性欲低下的原因，但值得注意的是，有些催乳素轻微升高并不会出现性欲低下。

代谢系统疾病：糖尿病及其并发症主要是血管和神经病变，通常会导致勃起功能障碍和性欲低下。慢性肾衰竭可能是由于肾功能减退，体内毒素直接影响下丘脑-垂体-睾丸系统。肝硬化，多数患者可见雌激素与催乳素水平升高，可能是引起性欲低下的原因。

精神神经系统疾病：以抑郁症最常见。抑郁症患者脑内多巴胺水平明显降低，从而引起性欲低下。其他，如小脑萎缩、帕金森病、多发性硬化、精神分裂等。

④与性行为相关神经的病变或损伤：如中枢或盆腔会阴神经的病变或损伤。视觉、听觉、嗅觉及发欲带的触觉的原发或继发功能下降甚至缺失，这都可以直接或间接降低性兴奋，进而影响性活动中的快感，从而降低性兴趣。

⑤药物的不良影响：降低神经兴奋性的药物，如镇静剂。使雄激素降低的药物，如抗肿瘤药物、抗雄激素治疗的药物（治疗前列腺癌）等。

（3）性欲低下的治疗原则除缓解症状，控制病情外，也应注重根除病因，预防复发。治疗方法包括：心理辅导、行为疗法、药物治疗等。

①精神心理性性欲低下的治疗：大多数性欲低下是由精神心理因素引起的，所以最主要的是采取咨询和指导为主的精神心理疗法。加速性教育普及，加强社会道德建设及家庭责任观念，对有不成功性经历的患者应剖析其原因，加强自信，心理压力大或表现为焦虑、抑郁等心理障碍者应先解除其心理障碍。部分患者可给予小剂量PDE5i，通过改善阴茎勃起硬度，提高自身发欲带敏感度来增强性欲。心理行为治疗中同时需要妻子的协作。

②器质性性欲低下的治疗：首先是针对全身性器质性病变进行治疗，在自身不允许的情况下不必急于治疗性欲低下，待全身功能稳定后，根据年龄、家庭、夫妻状态、个人情况进行提高性欲治疗。对于睾丸功能减退，雄激素分泌减少的患者可以给以雄激素辅助治疗。对于高泌乳素血症患者，溴隐亭治疗有效。

③药物等化学因素所致性欲低下的治疗：防止服用降低神经兴奋性的药物、可降低雄激素及促性腺激素的药物。如必须服用可减少药物剂量，或改用其他药物。减少吸烟，少量饮酒。

④抑郁症所致性欲低下的治疗：首先是心理行为治疗。其次可选用选择性 5- 羟色胺再摄取抑制剂包括舍曲林、帕罗西汀、西酞普兰等，多用于脑内 5- 羟色胺减少的患者；也可用三环类抗抑郁药包括氯丙咪嗪、多虑平等通过减少去甲肾上腺素和 5- 羟色胺的重吸收提高性欲。

⑤提高性欲的药物：多巴胺及 5-HT1A 受体激动剂，如麦卡角林；新上市增强女性性欲的药物，如氟班色林；中草药：如巴戟天，淫羊藿等，具体用药需要根据中医辨证分型。普及性教育，解除不必要的性顾虑。面对社会、工作中的各种压力，应学会坦然面对。通过适当放松、减压，培养夫妻感情，加强沟通、交流。

29. 不射精是男性不育症治疗上的一大难题，治疗困难，需要辅助生殖

（1）不射精症是指阴茎能正常勃起和性交，但是达不到性高潮和获得性快感，不能射出精液，或是在其他情况下可射出精液，而在阴道内不射精。

不射精症根据症状可分为两大类：

①功能性不射精症：性交时间能维持很久而不疲软，在性交过程中不能达到性高潮或射精，没有射精动作，也没有精液排出体外，或即使有情欲高潮的感受，但既无射精动作，也无精液排出体外，而平时却有遗精，或非性生活时遗精。功能性不射精症约占90%，又分为原发性和继发性两种，前者是指在清醒状态下从未有过射精；后者是指曾有过射精，后因各种原因导致不射精。功能性不射精的原因在国内以性知识缺乏、性交过程缺乏必要的了解而使射精难以发生，夫妻感情不和、环境嘈杂、紧张、工作劳累等多见。

②器质性不射精症：在性生活时没有射精动作，在任何情况下都不排精，并有与原发疾病相应的症状及体征，如前列腺炎、精囊腺结核或肿瘤引起的精道梗阻。器质性者多有神经、内分泌疾病、生殖系统器质性病变、手术或

服用药物史。此外不射精需与精液生成障碍及输精管道梗阻相鉴别。

（2）在门诊遇到这类患者时，要仔细询问患者射精的特点：如勃起状态、有无高潮、有无夜间遗精、射精功能障碍是一贯性还是只发生于特定环境或性伴侣、有无伴随症状、原发性的或是获得性、有无进行性发展等。注意关注患者对性知识的理解以及夫妻感情、有无治疗以及治疗效果和对性伴侣的影响。

要关注患者有无糖尿病、神经系统病变、外伤、泌尿生殖道感染、生殖器畸形、手术史和用药史。详细的泌尿生殖器检查，包括外生殖器及第二性征发育情况、直肠指诊检查前列腺以及肛门括约肌张力、末梢神经试验了解阴囊、睾丸和会阴的敏感性等。

（3）精液、前列腺液常规检查，尿常规以及在性交或手淫出现性高潮和射精感后检查尿液内有无精子、果糖。若出现白细胞增多需行细菌培养以指导治疗。多普勒动脉血流分析仪、男性性功能动态诊断系统、性激素检测等寻找射精功能障碍的病因，以便于采取针对性的治疗措施。阴囊、经直肠精囊及前列腺超声必要时行输精管造影明确有无输精管梗。

逆行射精的患者行排尿期膀胱尿道造影了解膀胱颈及

尿道结构有无异常，必要时行尿流动力学检查。盆腔CT或MRI可帮助了解有无结石、炎症、肿瘤等病变。

（4）由于射精功能障碍的分类及病因多种多样，其治疗方式包括病因治疗、心理行为治疗、药物治疗、器械治疗以及辅助生殖技术。

①病因治疗：停用干扰正常射精的药物，控制泌尿生殖道感染，泌尿生殖系统器质性病变采用外科手术治疗，治疗原发病如糖尿病、甲状腺功能失调、脑血管病变等。

②心理行为治疗：不射精症患者中有70%以上是因为性知识缺乏及房事方法不正确所引起的。患者往往精神负担较重，自信心大受挫折。所以治疗上需要夫妻双方协作与理解，相互支持鼓励。加强性教育，增强性知识，消除不良心理影响及错误性观念，协调夫妻关系，鼓励女方主动配合协助男方治疗，建立信心是治疗的先决条件。医生及家属要对患者进行耐心指导劝慰，妻子应鼓励患者树立信心，用关心和爱抚感化他，提高性生活质量。

③行为方法指导：食宜清淡、少食辛辣刺激性食物，加强运动锻炼，增强体质；不要纵欲过度，节制房事，避免手淫；养成良好的生活习惯，戒除频繁手淫，戒烟酒，增加营养，强壮体魄，提高全身素质；加强体育锻炼，可以采用传统的健身疗法，如气功、太极拳等，保持身心愉

快；改善居室环境，营造良好的性爱环境；对于射精迟缓的患者多采用性感集中训练法来提高患者对性反应的自身感觉，减轻对性交的焦虑和恐惧。

（5）几种常见射精功能障碍及药物治疗如下：

①不射精（无精液、无性高潮）：对勃起不持久者，适用 PDE5i：他达拉非 20mg，按需口服或者 5mg，1 次 / 天；西地那非 100mg，按需口服。可以试用美多芭（多巴丝肼）片，0.25mg，3 次 / 天，口服。卡麦角林片，0.5mg，2 次 / 周。对心理性不射精（无性高潮）者，首选性心理治疗及性行为治疗，腹膜后手术后和神经病变导致的不射精，药物治疗困难。

②射精延缓：有心理因素者，需要进行心理治疗，可获得较满意效果。对脊髓损伤、交感神经节损伤、糖尿病或服用镇静安定药物等器质性原因，进行原发病治疗，也可利用性感集中训练法。

（6）器械及手术治疗：药物治疗尤其对于脊髓损伤、神经病变导致的不射精症及无高潮患者疗效不佳时，震动刺激或电射精诱发射精等器械治疗可作为首选的治疗方式，增强患者意识射精的感觉，有助于建立或恢复正常的射精反射。震动刺激射精要求腰骶部脊髓节段是完整的，只要损伤发生在胸 10 以上脊髓节段，震动刺激都会有较好的治疗效果；而电射精治疗不受反射弧完整性的影响，只需通过一个插入直肠的电极刺激前列腺周围神经而射精，因此当震动刺激射精失败时，可行电射精治疗。对于持续性及复发性血精患者可行精囊镜检查进一步明确诊断及内镜下治疗。输尿管、精囊、尿道等梗阻性病变可手术解除梗阻。各种原因所致膀胱颈过宽而发生的逆行射精，可行膀胱颈重建术，增加膀胱颈阻力，使精液顺行从尿道口排出。阴茎背神经选择性切断术及包皮环切术，其机制可能是手术方式破坏了部分阴茎上的性感受器，减少了性刺激信号的输入量，降低中枢的兴奋性，延缓了射精潜伏期，但目前缺乏疗效和安全性的循证医学证据。

（7）辅助生殖技术：对于因射精功能障碍引起的不育，其治疗很少是针对病因的，一般可通过优选精子行辅助生殖。

30. 逆行射精先用药物治疗，辅助生殖是备选手段

逆行射精指男性性欲正常、阴茎勃起正常，能进行性交，有射精动作和高潮感受，却无精液从尿道口排出。患者完全或部分不能顺行射精，精子逆向进入膀胱。逆行射精诊断方法是：令患者在性欲高潮和性生活后留取尿标

本，将标本离心沉淀后，置显微镜下观察，如发现大量精子，即可明确诊断。

逆行射精常与神经源性病变、药物性、膀胱颈功能不全、尿道解剖异常等因素相关。在逆行射精时，精液不能从阴茎流出，于是就流回尿道。精液会被迫进入通向膀胱的管道，这可能使小便在以后的一段时间内混浊不清；精液还可能被迫进入前列腺，如果精液被迫进入前列腺，前列腺组织就可能发炎、容易感染。这两种情况都可能有痛感并有分泌物从阴茎中流出。逆行射精的后果是造成功能性男性不育症。

(1) 究其原因，可能存在以下几方面的因素：

①先天性因素：比如先天性宽膀胱颈、先天性尿道瓣膜或尿道憩室、先天性脊柱裂。这些先天性疾病使得膀胱颈半闭不全及尿道膜部阻力增加，造成逆行射精。

②医源性因素：主要包括各种膀胱颈部和前列腺手术，胸腰部交感神经切除术，腹膜后广泛淋巴结清除术及其他的盆腔手术，导致了神经根切除或损伤，使膀胱颈部关闭不全，发生逆行射精。

③机械性因素：如外伤性及炎症性尿道狭窄，由于尿道阻力增加，导致射精时精液受阻。外伤性骨盆骨折常可引起后尿道损伤导致狭窄，同时骨折片又可破坏膀胱颈部

的结构，致膀胱颈关闭功能不良造成逆行射精。另外，长期排尿困难亦可使膀胱颈部张力下降，导致关闭无力。

④疾病因素：比如糖尿病可并发逆行射精，脊髓损伤、膀胱结石、膀胱炎、尿道炎等使患者丧失排精能力或逆行射精，发病率较高。糖尿病并发逆行射精的机制是糖尿病交感神经病变引起平滑肌功能障碍。

⑤药物性因素：比如服用 α- 肾上腺素能受体阻滞剂，如利血平、呱乙啶、盐酸甲硫哒嗪、苯甲呱及溴苄胺等都可引起平滑肌收缩无力而出现逆行射精。

（2）诊断此病症时，首先要详细询问病史并进行体格检查。医生要仔细询问患者射精的特点：如勃起状态、有无高潮、有无夜间遗精、射精功能障碍是一贯性还是只发生于特定环境或性伴侣、有无伴随症状、原发性的或是获得性、有无进行性发展等。了解患者对性知识的理解以及夫妻感情、有无治疗以及治疗效果和对性伴侣的影响。了解有无糖尿病、神经系统病变、外伤、泌尿生殖道感染、生殖器畸形、手术史和用药史。详细的泌尿生殖器检查和查体，包括外生殖器及第二性征发育情况、直肠指诊检查前列腺以及肛门括约肌张力、末梢神经试验了解阴囊、睾丸和会阴的敏感性等。

在实验室检查方面，精液、前列腺液常规检查，尿常规以及在性交或手淫出现性高潮和射精感后检查尿液内有无精子、果糖。若出现白细胞增多需行细菌培养以指导治疗。多普勒动脉血流分析仪、男性性功能动态诊断系统、性激素检测等寻找射精功能障碍的病因，以便于采取针对性的治疗措施。

在影像学检查方面，阴囊、经直肠精囊及前列腺超声，必要时行输精管造影明确有无输精管梗阻。逆行射精的患者行排尿期膀胱尿道造影了解膀胱颈及尿道结构有无异常，必要时行尿流动力学检查。盆腔 CT 或 MRI 了解有无结石、炎症、肿瘤等病变。

（3）治疗上，首先是病因治疗。比如停用干扰正常射精的药物，控制泌尿生殖道感染，泌尿生殖系统器质性病变采用外科手术治疗，治疗原发病如糖尿病、甲状腺功能失调、脑血管病变等。

其次是心理行为治疗。对患者要采取一定的心理疏导，比如性交时要避免指责，不必要的指责不仅于事无补，还会大大挫败他的信心，从而加重病情。这个过程中，需要夫妻双方协作与理解，相互支持鼓励。加强性教育，增强性知识，消除不良心理影响及错误观念，建立信心是治疗的先决条件。学习立位自慰或立位性交的方式，而且最好在适当憋尿的条件下进行。

在药物治疗方面，目前尚无特效药物，只是对症治疗。如果因膀胱颈部张力偏低，可试用辛内福林，也可用溴苯吡胺。药物治疗可采取 α- 肾上腺素能交感神经兴奋药，如盐酸麻黄碱、盐酸去甲麻黄碱、盐酸脱羟肾上腺素、溴苯吡胺、苯丙醇胺、苯氧苄胺、辛内弗林等均可通过刺激 α 受体，增加膀胱张力，使部分或全部特发性逆行性射精转变为顺行性射精，防止精液逆流进膀胱。常用药物：米多君可增强交感效应，减低副交感反应，增加膀胱颈部张力，同时减少不良反应，剂量 2.5 ~ 5.0mg，口服，3 次 / 天，注意监测血压。

对先天性逆行射精患者，可以通过手术矫正给予治疗。手术治疗定期尿道扩张术对尿道狭窄者有效，膀胱尿道镜检查也可起到这种尿道扩张作用。输尿管、精囊、尿道等梗阻性病变引起的逆行射精，可手术解除梗阻。各种原因所致膀胱颈过宽而发生的逆行射精，可行膀胱颈重建术，增加膀胱颈阻力，使精液顺行从尿道口排出。

对于药物及其他辅助治疗效果不佳的患者，可通过性交后尿标本离心沉淀后获得精子，或者通过震动刺激或电射精诱发射精获得精子，再优选精子行辅助生殖，获得后代。

31. 早泄影响双方性生活满意度，很少影响生育

早泄是射精障碍中最常见的类型，发病率占成年男性的 35% ～ 50%，关于早泄的定义至今没有达成共识。目前临床上推荐使用的且具有循证医学基础定义的是国际性医学学会（ISSM）在 2008 年指出终身性（原发性）早泄的定义：一种男性射精功能障碍，应包括以下三点：①射精，总是或几乎总是发生于插入前或插入后 1 分钟内；②性交时，阴茎部分或完全进入阴道后，从未或几乎从未能延缓射精；③对患者及其配偶造成情感伤害，如苦恼、烦扰、挫折或回避亲热等。它包含三个要素：①射精潜伏期短，出现轻微性刺激后（插入阴道之前、之时或者刚刚插入）即射精，或者主观感到过早地射精；②控制射精能力差；③性满足程度低。

（1）早泄病因不明确，理论上讲，一切能使射精刺激阈值降低的因素，均可引起早泄。早泄的病因较为复杂，①阴茎龟头敏感性过高（射精阈值低），表现为热觉、触压、痛觉敏感；②射精反射过度活跃（泌精、射精、球海绵体肌反射过快）；③遗传易感因素（家族性？）；④中枢 5-HT 受体敏感性（5-HT2C 受体低敏感，5-HT1A 受体高敏

感，受体基因多态性等）。其他易感因素包括：受教育程度低、健康状况差、肥胖患者、前列腺炎、甲状腺激素异常（甲状腺功能亢进?）、垂体激素异常（TSH↓、PRL↓）、情感障碍（焦虑、抑郁）、紧张、ED等因素均可导致早泄。随着研究深入，发现躯体疾病、神经电生理紊乱等因素也可以导致PE，而心理环境因素可能强化了PE的发展。另外手淫是否会引起早泄，有待进一步研究。

早泄作为一种综合征，学者曾把早泄分为原发性早泄和继发性早泄两大类。但近来也有学者提出与原发性早泄和继发性早泄表现完全不同的另外两种早泄综合征：自然变异性早泄和早泄样射精功能障碍。

早泄是男性常见病和多发病，也与许多其他疾病相关，尤其是与男科疾病密切相关，包括慢性前列腺炎、精索静脉曲张、肥胖、糖尿病等。探索彼此的相互关系，有助于全面了解疾病，并为合理治疗奠定基础。

（2）早泄诊断主要依据患者及其伴侣对性生活史的描述，早泄的起始原因及病程、射精控制能力程度、阴道内射精潜伏时间、早泄是否伴发疾病（如ED等）、早泄对患者及其伴侣的影响等。若考虑早泄，再以原发性或继发性归类，留意是情境性的（在特定环境下或与特定伴侣）还是一贯性的。对性生活和生活质量的影响，以及药物使用或滥用情况。部分勃起功能障碍患者会因难以获得和维持勃起而产生焦虑，进而罹患继发性 PE。

由于评价早泄的需要，多项评价问卷应运而生，主要包括早泄诊断工具、阿拉伯早泄指数及中国早泄问卷调查表。尽管这些问卷工具使 PE 药物研究方法学简化了许多，却仍需开展更多的跨文化研究来验证其有效性。

PE 患者的体格检查包括血管、内分泌和神经系统等，以筛查与 PE 或其他性功能障碍相关的基础疾病，如慢性疾病、内分泌病、自主神经病、阴茎硬结症、尿道炎、慢性前列腺炎等。实验室检查或神经生理检查并不一定常规推荐采用。常用检查方法有阴茎体感诱发电位测定法，是用以评价阴茎背神经向心性传导功能和脑神经中枢之兴奋的比较客观性检查方法。其他检查还有阴茎神经电生理检查、阴茎皮肤交感反应测定和球海绵体肌反射潜伏期测定等。

（3）对于早泄的治疗，心理行为治疗是非常重要的。

①心理咨询。性心理行为治疗是优先的治疗选择，让其认识到早泄对患者的实际危害并不严重，是可以治愈的。营造温馨的性生活环境，缓解焦虑情绪，降低交感神经活动强度，从而降低射精阈值。女方也要密切配合，爱抚体贴，使其增强自信心，缓解患者心理紧张。

②行为治疗。无论病因如何，性行为治疗在早泄治疗中均有重要作用，目前常用的行为疗法有动-停疗法和挤捏法。性行为治疗的基础是学习延缓射精的技巧，但性行为治疗的主要目的是协助男方获得性功能的自信，减轻操作焦虑，同时化解双方的交流困境，增加互动交流。性行为治疗的早期成功率较高（45%～65%），但疗效多不能持久。有报告称早泄患者行为治疗初期的成功率为75%，随访3年后，疗效逐渐减弱。行为治疗更适于精神心理因素或夫妻关系导致的早泄患者，联合药物治疗效果可能更好。

（4）在药物治疗方面，必利劲是SFDA批准用于早泄治疗的唯一药物。现在常用的药物还有抗抑郁药、表面麻醉药和PDE5i。

① SSRI（选择性5-羟色胺再摄取抑制剂）及三环类药物，如舍曲林、氟西汀、帕罗西汀、西酞普兰及氯丙米嗪等有延缓射精的作用，因此被用以治疗早泄。SSRI药物还有不良反应，如性欲减退和ED等；许多SSRI类药物必须逐渐减量（氟西汀除外），以避免撤退症状；停药后，多数患者射精恢复原状。传统的SSRIs治疗早泄有两种机制，效果可有差异。急性作用机制：按需服用，药物达峰后起效；慢性作用机制：连续用药约2周后起效。达帕西

汀也叫必利劲，是为治疗早泄设计的按需服用的强力 SSRI 药物。

②表面麻醉药。局部麻醉剂可降低阴茎头敏感性，延迟射精潜伏期，对射精快感不会产生不良影响。代表性药物有：利多卡因 7.5mg+ 丙胺卡因 2.5mg 合剂，或者 SS 霜。用药后需戴安全套或性交前清洗，可能影响性生活的随意性、自然性，降低性唤起能力。

③ 5- 型磷酸二酯酶抑制剂。PDE5i 可以单独使用，也可与 SSRI 合用治疗早泄 / 射精过快，改善射精潜伏时间；PDE5i 更适用于继发于 ED 或伴发 ED 的早泄患者。这些药物可通过改善勃起功能而减少患者对性功能减退的焦虑感，并使勃起的性刺激阈值下调至较低水平，而要达到射精阈值则需较高的性刺激水平。

（5）目前国内外还没有充分的数据证明 PE 外科手术治疗的有效性。国内学者认为阴茎感觉过敏或阴茎感觉神经兴奋性增高等器质性因素也是引起早泄的病因之一，而改良式阴茎背神经切断术治疗原发性早泄效果良好；包皮成形术可使射精潜伏期明显延长，效果良好。以往研究发现，包皮过长与早泄有着直接或间接的关系，包皮环切术是治疗早泄的有效方法之一。其机制可能是手术方式破坏了部分阴茎上的性感受器，减少了性刺激信号的输入量，降低中枢的兴奋性，延缓了射精潜伏期，但目前缺乏疗效和安全性的循证医学证据。国内外指南和共识均未推荐手术治疗早泄。

参考文献

1. 白文俊，王晓峰.现代男科学临床聚焦.北京：科学出版社，2017：127-168.

2. 白文俊.阴茎勃起功能障碍诊断与治疗指南 // 王晓峰，朱积川，邓春华.中国男科疾病诊断治疗指南.北京：人民卫生出版社，2014：91-96.

3. 白文俊，于志勇.男科常见疾病的诊疗——射精与射精功能障碍.中国临床医生，2012，40（9）：16-18.

4. 梁浩.早泄的诊断及治疗进展.武汉：医学新知杂志，2012，22（3）：119-205.

5. 中国性学会性医学专业委员会男科学组.早泄诊断治疗指南.中华男科学杂志，2011，17（11）：1043-1049.

6. 张向军，张殿廷，陈鸿杰，等.高催乳素血症对男性性功能的影响研究.中国医师进修杂志，2013，36（z1）：109-110.

7. 王建宇.男性性功能及性功能障碍.国际妇产科学杂志，2013，40（5）：413-415.

8. 蒲春林，张杰，闵立贵，等.原发性精索静脉曲张与阴茎勃起功能障碍的相关性探讨.国际泌尿系统杂志，2011，31（1）：27-28.

9. 郭军，王福，耿强，等.国际性医学会（ISSM）《早泄诊治指南

（2010 年版）》解读 . 中国性科学，2011，20（7）：5-8.

10. 肖飞，闫志安，谷现恩，等 . 夜间勃起功能监测结果与他达拉非治疗勃起功能障碍疗效的相关性研究 . 中华男科学杂志，2010，16（10）：954-958.

11. 肖飞，闫志安，谷现恩 . 夜间阴茎勃起功能监测结果与代谢综合征的相关性研究 . 中华泌尿外科杂志，2015，36（2）：132-135.

12. 肖飞，谷现恩，白文俊 . 夜间勃起功能监测结果与血管内皮功能的相关性研究 . 中国男科学杂志，2015，29（10）：20-24.

13. Hatzimouratidis K，Amar E，Eardley I，et al. Guidelines on male sexual dysfunction：erectile dysfunction and premature ejaculation.Eur Urol，2010，57（5）：804-814.

14. Esposito K，Giugliano F，Maiorino MI，et al. Dietary factors, Mediterranean diet and erectile dysfunction.J Sex Med，2010，7（7）：2338-2345.

15. Jackson G，Montorsi P，Adams MA，et al.Cardiovascular aspects of sexual medicine.J Sex Med，2010，7（4 Pt 2）：1608-1626.

16.Hatzimouratidis K，Amar E，Eardley I，et al.Guidelines on male sexual dysfunction：erectile dysfunction and premature ejaculation.Eur Urol，2010，57（5）：804-814.

17.Engel JD.Effect on sexual function of a vacuum erection device post-prostatectomy.Can J Urol，2011，18（3）：5721-5725.

18.Raina R，Pahlajani G，Agarwal A，et al.Long-term potency after early use of a vacuum erection device following radical prostatectomy.BJU Int，2010，106（11）：1719-1722.

19. Gökçe A, Ekmekcioglu O.Insight on pathogenesis of lifelong premature ejaculation: inverse relationship between lifelong premature ejaculation and obesity.Int J Impot Res, 2010, 22 (4): 251-254.

20. Althof SE, Abdo CH, Dean J, et al. International Society for Sexual Medicine's guidelines for the diagnosis and treatment of premature ejaculation.J Sex Med, 2010, 7 (9): 2947-2969.

精索静脉曲张是导致男性不育的常见原因之一，手术治疗效果较好

精索静脉曲张（VC）是精索内蔓状静脉丛的异常扩张、伸长和迂曲，多见于青壮年，以左侧为多。通常认为精索静脉曲张会影响精子的产生和精液质量，是引起男性不育症的病因之一。

精索静脉曲张的发病率占男性人群的 10% ～ 15%，多见于青壮年。精索静脉曲张多发生在左侧，但近年来发现发生于双侧的可达 40% 以上。青春期前儿童的发生率为 2% ～ 11%，而青春期后期（17 ～ 19 岁）的发生率波动于 9% ～ 26%，平均 15%，与成年男性中的发生率相似。

（1）原发性 VC 的病因不详，可能原因是：静脉壁发育异常、静脉瓣异常、静脉压力异常（如左侧精索内静脉行程长及可能受乙状结肠压迫、左肾静脉可能受到主动脉、肠系膜上动脉压迫）、遗传倾向、后天因素及腹压增加等。继发性 VC：由于肾肿瘤压迫或腔静脉瘤栓阻塞、腹膜后肿瘤、盆腔肿瘤、肾积水、肾囊肿和异位血管压迫等疾病造成精索静脉回流障碍所引起的精索静脉曲张。

部分患者表现为患侧阴囊或睾丸有坠胀感或坠痛，疼痛可向腹股沟区放射，平卧及休息后疼痛可减轻。查体：患侧阴囊下垂，站立时患侧阴囊及睾丸低于健侧，阴囊表面可见扩张、迂曲之静脉。摸之有蚯蚓团状软性包块，平卧可使症状减轻或消失。部分患者出现睾丸体积缩小、质软、弹性差。

（2）辅助检查方面，首选超声检查。彩色多普勒血流显像仪（CDFI）检查，可更直观、准确地观察精索静脉曲张的走行方向、扩张程度，血流反流的状态。目前多数学者认为超声测定睾丸大小为最准确的方法。

精液常规及精子形态学检查，有助于对不育患者生育力受损程度进行评价，患者精液检查可表现为：①精子密度低下，总存活率低，前向运动力低，精子畸形率高；② DNA 碎裂指数（DFI）增加：DFI 正常值的参考范围

10% ～ 15%，15% ～ 25% 代表精子尚好，大于 30% 为精子 DNA 严重损伤；③少数患者还可以表现为死精子症及无精子症。

合并严重的少弱精子症、无精子症及睾丸体积缩小者，需行性激素的检测，可表现为 T 低，LH、FSH 升高。

精索静脉造影是诊断精索静脉曲张的金标准，但因精索静脉造影是有创检查，临床工作中实际上使用比较少。

（3）精索静脉曲张合并男性不育症时，精索静脉曲张导致精液参数异常、睾丸体积下降、睾丸灌注减少及睾丸生精功能障碍等，具体相关机制可能为高温、高压、缺氧、肾上腺代谢物逆流、氧化反应异常、生殖毒素增加、血睾屏障破坏 – 免疫反应异常等。

目前的资料显示，精索静脉曲张可使患者睾丸发生进行性损害，生育力减低；可表现为精子 DNA 损伤加剧，可能与氧化应激异常有关。多项研究发现，精索静脉手术治疗能扭转精子 DNA 的损伤，针对精索静脉的手术，已经争论了数十年，焦点问题是手术治疗能否提高自然妊娠率。目前的各种研究和学说都不能完全解释其对不育的影响。

（4）精索静脉曲张为青壮年男性多发性疾病，临床上多数文献报道以手术治疗为主，部分患者可采用（或联用）

药物（包括中医药）治疗。但我们认为，如果没有出现疼痛等不适的症状，仅仅出于改善生育力的目的，对于轻到中度的患者可以先尝试保守治疗，看看治疗效果再决定是否选择手术治疗。

患有精索静脉曲张的部分患者可给予药物治疗，有改善症状和改善精液质量两大类药物。药物治疗的适应证包括：单纯因不生育且无任何临床症状者，尤其是轻中度患者；不能进行手术的患者；难以决断的情况下青春期精索静脉曲张、轻度或亚临床型等。

VC 合并轻中度精液质量异常的治疗，目前常用的改善精液质量药物有以下几类：①肉碱类：左旋肉碱或乙酰左旋肉碱，提高精子快速前向运动力。其作用机制为：促进脂类代谢，既能将长链脂肪酸带进线粒体基质，又能促进其氧化分解，为精子提供能量。左卡尼汀口服液口服，0.1g，bid/tid。②抗氧化药物：可通过清除氧自由基，保护精子膜的脂质过氧化，治疗弱精子症和精子功能缺失。如维生素 E，口服 0.2g，bid/tid。③雌激素受体拮抗剂：能竞争性使体内 GnRH 分泌增多，间接刺激 FSH、LH 分泌，进而作用于睾丸的间质细胞、支持细胞、生精细胞，调节、促进生精功能。如他莫昔芬片，口服 10mg，bid/tid。

（5）VC 合并无精子症的治疗，则相对比较复杂。精索静脉曲张导致的无精子症约占非梗阻性无精子症（NOA）的 5%，精索静脉曲张导致的无精子症，其病变程度多为Ⅱ度～Ⅲ度，双侧睾丸均有不同程度的缩小。其病理特点为生精功能低下（hypo-spermatogenesis，HS）及生精阻滞（maturation arrest，MA）者较唯支持细胞（sertoli-cell only SCO）者精液中出现精子的概率更大。

精索静脉曲张导致的无精子症诊断需排除以下疾病：①梗阻性无精子症：如射精管囊肿、射精管狭窄、附睾结核等疾病。②生殖道感染：如射精管炎、精囊炎、附睾炎等。③下丘脑疾病：卡尔曼综合征，特发性性腺功能减退、垂体柄阻断综合征等疾病。④染色体异常及先天性疾病：Y 染色体微缺失、克氏综合征、唯支持细胞综合征、无睾症、男性 XX 综合征等疾病。⑤睾丸肿瘤及睾丸外伤。⑥外源性因素：药物、毒素、长期服用棉籽油、放射性及热损伤。⑦医源性损伤：输精管结扎及腹股沟疝修补术后等。

治疗方面，建议此类患者行精索静脉高位结扎术，首选显微镜下精索静脉结扎术，次选腹腔镜下精索静脉高位结扎术。近期国内有学者荟萃分析了 200 例 VC 合并 NOA 手术的效果，术后平均随访 13 个月，39% 的患者精液中发现活动精子，26% 患者妻子妊娠，其中 60% 自然妊娠，40% 辅助生殖。术后产精时间需 3 ～ 13 个月，中位时间为 5 个月。手术后 3 ～ 9 个月复查精液常规是否有精子，可给予改善生精的药物辅助治疗，如左卡尼汀、维生素 E 及氯米芬等；术后 13 个月再次复查精液常规内是否有精子及精液质量的改善情况，如仍无精子建议患者行供精试管婴儿或领养。

（6）对于手术治疗，是有严格适应证的。以下情况推荐手术治疗：明确的男性不育症（正常规律的性生活 1 年以上未育）；临床型精索静脉曲张（Ⅱ度及以上）；精液参数异常或精子功能检测异常（如结构、DNA 完整性、穿卵试验等）；精液异常与精索静脉曲张有较明确关系；女方生育力正常，或异常易于纠正。

目前常见的手术方式有经腹股沟管精索内静脉高位结扎术、经腹膜后高位结扎术、腹腔镜手术治疗和显微镜下精索静脉高位结扎术，临床上均有应用，疗效颇佳。从近年来的发展趋势上看，显微外科手术治疗精索静脉曲张具有复发率低、并发症少的优势，被认为是治疗 VC 的首选方法。显微手术治疗 VC 伴不育可显著改善精液质量，提高受孕率。其主要优点在于能够很容易结扎精索内除输精管静脉外的所有引流静脉，保留动脉、神经、淋巴管，因

而明显减少了复发及睾丸鞘膜积液、睾丸萎缩等并发症的
发生。

随着介入放射学的发展，精索内静脉栓塞或注入硬化
剂治疗原发性精索静脉曲张已成为发达国家常用的方法。
它较传统手术结扎具有不手术、痛苦小等优点，可避免阴
囊水肿和血肿等外科术后并发症，其成功率高于外科结扎
术，因其优点而易于推广使用。但该法是一种有创性检查
手段，且费用较高，使其应用受到一定的限制。

多项随机对照研究发现，亚临床型精索静脉曲张手
术效果不佳，因此亚临床型精索静脉曲张手术治疗无益于
患者。

（7）由于青春期精索静脉曲张与不育的关系还不完全
清楚，以往多不主张对青少年期的 VC 进行治疗，目前也
不建议对每例患者都进行预防性治疗。但考虑到精索静脉
曲张进行性加重，可以导致睾丸体积与精液质量的进行性
下降，因而使生育能力进行性下降，常可以造成"继发性
不育"。因此，早期手术治疗可以打破局部血液淤积和一氧
化氮的过度增加，有助于恢复睾丸和精子的功能。充分的
证据表明，青春期精索静脉曲张与睾丸的生长发育阻滞有
关，并且手术治疗可以使睾丸恢复生长，也可以使青春期
及年轻男性的精液质量获得改善。

目前我们认为青少年期精索静脉曲张的手术适应证为：①精索静脉曲张患者患侧睾丸体积明显变小；②附加其他影响生育的睾丸疾病；③双侧明显的精索静脉曲张；④稍大年龄的青少年精子质量异常；⑤精索静脉曲张患者存在超常的 GnRH 刺激反应；⑥抱怨有不适的症状性患者。没有这些情况的青少年精索静脉曲张就应当随访，直至在适当年龄可以分析精液质量为止。非手术治疗的患者，推荐每年监测睾丸体积，如存在睾丸萎缩等情况仍考虑手术治疗。

（8）对于 VC 的患者，需要长期随访。未行手术治疗的成年患者，精液质量正常，有生育要求者，至少应每 1～2 年随访 1 次，随访内容包括病史询问、体格检查、阴囊超声、精液分析、疼痛评分等。

接受手术的患者，第一次随访可在术后 1～2 周进行，主要检查有无手术相关并发症；第二次随访在术后 3 个月进行，此后每 3 个月随访 1 次，至少随访 1 年或随访至成功受孕。随访内容包括病史询问、体积检查、阴囊超声、精液分析、疼痛评分等。

对精索静脉曲张伴有男性不育症患者的治疗和随访过程中，不仅要关注男性患者的情况，同时还要关注女性伴侣的情况，如其生育能力状况、年龄等因素，并充分考虑夫妇双方在生育方面的意愿。

参考文献

1.白文俊，王晓峰.现代男科学临床聚焦.北京：科学出版社，2017：75–81.

2.那彦群，叶章群，孙颖浩.中国泌尿外科疾病诊断治疗指南手册.2014版.北京：人民卫生出版社，2014：781–791.

3.黄宇烽.精索静脉曲张与男性不育.中华男科学杂志,2010,16(3)：195– 200.

4.王阳，曹志强.精索静脉曲张患者血清性激素水平与精液质量关系研究.中国性科学，2015，24（1）：3–5.

5.薛娟，阳建福，严谨，等.精索静脉曲张所致的睾丸及精液指标的异常（英文）.南方医科大学学报，2012（4）：439–442.

6.叶永峰，夏维木，陈荣剑，等.手术治疗对精索静脉曲张性不育患者精液质量影响的临床观察.中国性科学，2013，22（2）：32–34.

7.朱宝安，李先佳.精索静脉曲张对大鼠睾丸间质细胞超微结构及凋亡的影响.武汉大学学报（医学版），2015，36（1）：32–35.

免疫性不育发生率不高，但治疗较困难

免疫因素是 WHO 男性不育症标准化病因分类诊断之一。WHO 诊断标准为：性功能及射精功能正常，在至少一份精液标本中，混合抗球蛋白反应试验（MAR）或免疫珠试验有不少于 50% 活动精子表面被覆抗体。不育男子中有 6%～10% 可在血液或精液中查到抗精子抗体（AsAb）。最近的研究表明在原因不明性不育中有 10%～30% 可能由 AsAb 引起。

（1）在正常情况下，男性体内的血睾屏障可使精子与免疫系统隔离。但当此种屏障因疾病或创伤等原因而受损时，精子或其可溶性抗原溢出，可导致机体产生抗精子自身抗体。主要原因为：双侧或单侧血睾屏障受到暂时或永久性破坏（手术、外伤等）、生殖道炎症、精子输出管道阻塞、隐睾等。

正常女性生殖道具有屏障作用，精子抗原与女性体内的免疫系统并不直接接触，加之男性精液中有精浆免疫抑制物，精浆中存在的免疫抑制物可以抑制女方对其配偶精子抗原的免疫应答，从而使女方形成免疫耐受。女方体内一般不产生 AsAb，所以大部分已婚的妇女不会形成免疫性不孕。但在女性生殖道受到损伤和女性生殖道感染、人工流产等因素导致生理屏障受到破坏，女性体内独特性抗体和抗独特性抗体的网络功能紊乱，女性对丈夫精子过敏等原因，均可使女性产生 AsAb。

由上可见，AsAb 的产生主要是由感染、外伤等因素导致屏障被损坏，异常抗原产生，免疫功能失调引起的超出正常限度的免疫反应的结果。

（2）大量研究资料表明，AsAb 可以多环节影响生殖。AsAb 致免疫性不育的机制主要表现在：AsAb 沉积在生精子管的基底膜上，影响睾丸的生精功能从而影响精子生成，临床上表现为少精、无精。AsAb 使精子发生凝集和制动导致精子活力降低，进而影响精子运送和受精功能。

AsAb 抑制精子获能、顶体反应，干扰精子对宫颈黏液的穿透、干扰受精、干扰受精卵着床并可使受精卵或早期胚胎死亡。

AsAb 是机体产生的可与精子表面抗原特异性结合的抗体，在血清中的主要存在形式是 IgG，而在生殖道内则以分泌型 IgA 占优势。

男性 AsAb 的形成与其自身免疫有关。当男性有生殖系统炎症，精索静脉曲张、梗阻，以及手术、受到外伤等情况时，其屏障作用可遭破坏，精子漏出或巨噬细胞进入生殖道吞噬降解精子并成为激活免疫网络的抗原，刺激机体产生抗精子抗体。精索静脉曲张在免疫性不育中影响尤为明显，AsAb 在精子表面结合率可高达 32%。输精管结扎术后有 50% ～ 70% 的男性出现高滴度的 AsAb，并可持续数年。这些患者进行输精管复通术后生育率仍很低。

另外，精子接触肠道也可产生 AsAb。有报道男性同性恋者（尤其口交、肛交同性恋者）AsAb 发生率较高。

（3）据研究，存在于生殖道局部的 AsAb 对受精过程有不同程度的干扰，而血清中含有的 AsAb 只有在其抗体水平较高时才可诱发不育。其机制可能包括：影响精子运行，影响精子宫颈穿透，抑制精子在子宫和输卵管中的运行，影响精子获能和顶体反应，影响精子穿过透明带及精卵融合，影响受精卵及前期胚胎的发育等。

（4）抗精子抗体所致免疫性不育的治疗，包括隔绝疗法、免疫抑制剂治疗、中西医结合治疗、精液处理后 IUI 和体外受精及配子输卵管移植。

①隔绝疗法：性生活时应用避孕套，避免因性交而使精子抗原暴露于女性生殖道，再次刺激女性体内产生 AsAb。逐渐使体内抗体滴度下降甚至消失。疗程一般为 6～12 个月。此法单用疗效差，多与其他治疗方法联用。

②免疫抑制剂治疗包括：局部疗法，应用氢化可的松栓剂置阴道内，用于宫颈黏液中 AsAb 阳性患者。低剂量疗法，应用泼尼松 5mg，3 次 / 天，3～12 个月，泼尼松对精子数目有一定增加作用，故适用于 AsAb 阳性的少精子症患者。大剂量间歇疗法：主要应用甲泼尼龙 32mg，3次 / 天，连用 7 天（在妻子月经周期第 21～28 天或 1～7天应用），可连续 6 个月；由于不良反应较严重，适用于丈夫精子计数及其他指标正常，且妻子确定有正常排卵者；但泼尼松长期治疗有可能引起患者内分泌失调、免疫力下降、易感染，从而引起肾上腺皮质功能亢进症，诱发胃溃疡等严重的不良反应。

以上治疗方法，报道的妊娠率在 10%～30%。

③中西医结合治疗：国内学者对血清 AsAb 阳性者用

活血化瘀、破气利水中药如三棱、莪术、穿山甲、皂角等加用泼尼松 10mg/d 进行综合辨证治疗，3 个月为 1 个疗程，经 1～2 个疗程，妊娠率 47%。国内学者用具免疫抑制作用的活血化瘀补肾类中药如丹参、赤芍、归尾、黄芪等组成的方剂，治疗抗体阳性者，1 剂 / 天，30 剂为 1 疗程，经 1～2 个疗程，抗体转阴率 > 80%。

④精液处理后 IUI：若宫颈黏液中 AsAb 阳性，可将配偶精子通过洗涤等手段分离出高活力精子，并将精液中 AsAb 的有害作用减小到最低，然后行宫腔人工授精。应用此法，妊娠率为 10%～15%，但由于女性的整个生殖道均可发生免疫反应，且处理精液的过程无论是单纯洗涤或是上游等技术，去掉的仅仅是与精子结合松散的抗体，而对牢固结合于精子表面的 AsAb 是无效的。因此，本法的疗效有局限。最近有用特异性 IgA 蛋白酶体外处理精子，可使结合抗体的精子数由 90% 降至 < 10% 的报道，这或许是一种有潜力的体外精子处理方法。

⑤体外受精及配子输卵管移植：由于 AsAb 阻碍精子在女性生殖道的运动，因此，体外受精（IVF）及配子输卵管移植（GIFT）被用于治疗 AsAb 引起的免疫性不育。有报道 IVF 及 GIFT 的应用效果令人满意。但也有研究结果表明，在体外 AsAb 的存在，特别是当 > 80% 的活动精

子带有 AsAb 时，仍使受精率降低。因而对 IVF 失败的免疫性不育患者，有人主张用带下受精（SUZI），其治疗结果亦较为有效。

参考文献

1. 吴敏. 抗精子抗体在不孕不育患者诊断中的临床应用价值. 实验与检验医学，2016，34（1）：78-79.

2. 朱闽. 中医药治疗男性免疫性不育症及顶体酶异常研究进展. 中国性科学，2015，24（7）：64-66.

3. Mizuno M，Donev RM，Harris CL，et al. CD55 in rat male reproductive tissue：differential expression in testis and expression of a unique truncated isoform on spermatozoa.Mol Immunol，2007，44（7）：1613-1622.

4. Mizuno M，Harris CL，Morgan BP.Immunization with autologous CD46 generates a strong autoantibody response in rats that targets spermatozoa.J Reprod Immunol，2007，73（2）：135-147.

5. De Rosa V，Procaccini C，Calì G，et al. A key role of leptin in the control of regulatory T cell proliferation.Immunity，2007，26（2）：241-255.

6. Feldt-Rasmussen U.Thyroid and leptin.Thyroid，2007，17（5）：413-419.

7. Ishikawa T，Fujioka H，Ishimura T，et al. Expression of leptin and leptin receptor in the testis of fertile and infertile patients.Andrologia，2007，39（1）：22-27.

化学物理因素对男性生育力的影响很难判断

32. 影响男性生殖功能的药物较多，备孕期应尽量避免使用

有不少药物能通过影响生殖器官的形成、发育与干扰性腺及性功能或改变精液质量等不同环节而损害生殖功能，由药物引起的不育为 4% ~ 6%。药物既治病也致病，对于影响精子的成熟、运动、形态的药物，随着药物的停用和时间的推移逐渐恢复，但是有些药物的影响可能是永久性的。本文旨在提醒男科医生，在选择用药的时候权衡

利弊，合理用药。

（1）激素类药物。包括：①性激素。性激素是性腺分泌的类固醇激素，包括雄激素、雌激素和孕激素。长期过量的雄激素治疗会抑制男性下丘脑－垂体－睾丸轴，使促性腺激素分泌减少，精曲小管数目减少，管径变细，生精细胞减少，支持细胞萎缩，间质细胞功能减退，使睾丸萎缩，精子生成减少，乃至无精，导致男性不育症。孕激素（如黄体酮、地屈孕酮）抑制垂体促性腺激素分泌降低睾酮水平，减少精子数量及其活动，临床使用含有性激素或类似成分的药，可能会影响睾丸的正常生精功能，未婚未育应慎用。②肾上腺糖皮质激素。长期大量地应用糖皮质激素（如可的松、泼尼松等）会影响性功能，这主要是因为糖皮质激素增多，可抑制下丘脑－垂体－肾上腺（或性腺）轴而出现阳痿及性欲减退，精子生成减少等。

（2）心血管系统药物。包括：①抗心脏疾病药物。长期应用强心药（如地高辛、毛花苷C等），β-受体阻断剂（如普萘洛尔等）、钙通道阻滞剂（如尼莫地平、维拉帕米）、冠心平（氯贝丁酯）、二甲苯氧庚酸等药可引起男性性功能减退。连续应用还可以使一些患者出现血浆雌二醇增加，睾酮水平降低及泌乳现象。作用机制可能是二者的化学结构与性激素的化学结构相似，而产生竞争性抑制作用使男性性功能减退。②抗高血压药。长期使用抗高血压药物会影响垂体功能，从而抑制精子的产生，使精子减少，甚至导致无精子症和男性不育症。长期服用降压药物对生育的另一个影响则是勃起功能障碍，如甲硫达嗪、胍乙啶、甲基多巴、普萘洛尔、可乐宁（盐酸可乐定）、神经节阻滞剂、利尿剂等，因所用剂量、疗程不同而影响各异。长期服用甲硫达嗪、胍乙啶等抗肾上腺素神经药物后，脑内 5-羟色胺、去甲肾上腺素和多巴胺含量减少致射精量减少，甚至不射精。大剂量服用血管扩张药肼苯哒嗪可使男性性欲减退，有时可伴阳痿。降压灵、普萘洛尔、甲基多巴等均能引起性欲下降、不射精。10% ～ 20% 的男性患者服用可乐宁后，发生阳痿或性欲减退。神经节阻滞药（美卡拉明、咪噻吩等）在阻断交感神经节而发挥降压作用的同时可以引起阳痿。停服本类药物后，一般可很快纠正性功能方面的不良反应。

（3）解热镇痛抗炎药物。大剂量长期服用阿司匹林、吲哚美辛能抑制前列腺素合成酶，使前列腺素合成减少，抑制下丘脑对黄体生成素释放激素的分泌，导致垂体前叶对黄体生成素和卵泡刺激素的分泌减少，从而使睾酮分泌减少。前列腺素的减少还可以直接使睾丸的间质细胞分泌减少，影响生精，致少精子症。

(4) 抗生素。无论杀菌性或是抑菌性抗生素，只要不合理用药都可以致精子生成受抑制，活力下降，畸形增多。如红霉素、螺旋霉素、麦迪霉素等大环内酯类抗生素可致精子发育停滞和有丝分裂减少，使精子受损，精子活动力也明显下降。氨基糖苷类能阻断初期精母细胞的减数分裂，影响精子生成。呋喃西林及其衍生物会抑制睾丸细胞的代谢，引起精子减少，导致不育。

(5) 抗精神病药物。由于对大脑边缘系统的特异作用而引起性欲和性功能的改变，表现为性欲降低、阳痿和射精障碍。如长期使用或滥用巴比妥类镇静安眠药，可使男性出现性欲减退、勃起功能障碍或性高潮丧失。氯丙嗪等吩噻嗪类药物作用于下丘脑，能抑制促性腺激素的分泌，长期大量使用可增加催乳素，抑制促性腺激素的分泌，导致雄激素分泌减少，可致勃起功能障碍、射精困难、性欲减退、睾丸萎缩及男性乳房发育症。大剂量应用氟哌啶醇可使睾酮的生成受抑制，导致男性乳房增大、阳痿。抗抑郁药阿米替林、多虑平等能使阴茎海绵体的充血消退，长期大量服用引起血管异常收缩或舒张，导致勃起功能障碍或持续勃起状态。大剂量应用氯氮䓬和地西泮时，可引起勃起功能障碍及射精功能障碍。

(6) 某些中药，如雷公藤、樟脑、麝香、复方汤剂（玄参、天冬、寒水石、黄柏）能影响生精功能和降低精子活力。雷公藤可引起睾丸的一系列变化，造成精子发生障碍，精母细胞和精子细胞脱落。曲细精管支持细胞亦有明显的超微病理变化，使精子减少，活动力低。

（7）其他药物

①磺胺类及其他抗菌药。磺胺药复方新诺明抗菌谱广、作用强，但使用不当可抑制睾丸功能，使精子数目减少，活动能力明显下降；呋喃妥因、呋喃唑酮等抑制生精。抗真菌药酮康唑可抑制睾丸合成睾酮，引起乳腺发育和性欲减退、阳痿，精母细胞的减数分裂，影响精子生成。

②消化系统药物。西咪替丁、雷尼替丁多在大剂量服用 4 个月后出现精子数目的减少，是因为它可竞争性抑制雄激素对其受体的效应，并出现血 LH、FSH 和 PRL 水平增高，抑制了睾丸的生精，但血清睾酮含量却正常，一旦停药、减量可恢复。长期服用阿托品、东莨菪碱、山莨菪碱等能抑制副交感神经，影响血管平滑肌的紧张度，导致射精障碍、阳痿。

③抗组胺药。抗组胺药（苯海拉明、氯苯那敏、异丙嗪、赛庚啶、曲吡那敏、布克利嗪、美吡拉敏、羟嗪、去氯羟嗪、多西拉敏、乙二胺类）均有不同程度的中枢系统抑制作用，镇静作用可以导致性欲降低和性反应迟缓，也

能抑制副交感神经系统，发生勃起功能障碍。另外，抗组胺药均有抗胆碱作用，可以降低平滑肌紧张度，从而影响阴茎勃起，使性高潮下降，导致性欲减退。

④利尿药。大量应用螺内酯能抑制睾酮合成酶的活性，使睾酮合成减少，引起性欲减退和勃起功能障碍。氢氯噻嗪、三氯噻嗪等噻嗪类药物可加重糖尿病患者性功能障碍；约50%的男性患者服用依他尼酸和呋塞米后性欲减退、勃起功能障碍。利尿药引起的性功能障碍是可逆的。

⑤麻醉剂。如吗啡、哌替啶、海洛因等，可引起精子生成减少、性欲减退、勃起功能障碍、射精延迟或不射精。

此外，抗阿米巴药如二氯乙酰二胺类可损伤精子、精细胞和精母细胞。抗癫痫药苯妥英钠长期大量用药时可引起无精子症。麻醉剂如氟烷、安氟醚和甲氧氟烷等可以造成男性生殖功能异常，增高其配偶的自然流产率和子代先天性缺陷率。棉酚可直接抑制精子生成，引发少精子症甚至无精子症，使男性丧失生育能力。

许多药物具有致男性不育症的作用，男科医生在选择用药时，应权衡利弊，考虑药物是否会影响患者的生育。所以要提倡科学、合理用药，充分考虑到药物因素和机体因素，严格掌握适应证、用药剂量、剂型和给药方法。选择最低有效剂量、最短疗程，避免盲目的长期、大量用药。由于精子的发生与成熟的时间大约 3 个月，所以一般患者在用药期间和停药 3 个月内不宜让妻子怀孕，以免影响子代的健康。

33. 化疗对男性生育力的影响很大，有条件者最好提前冻精

无论抗肿瘤药物单独使用，还是联合使用，都有造成药物性睾丸损害的危险。化疗药物可损害生精上皮和间质细胞功能。青春期前的生精上皮对化疗的耐受性高于青春期后的生精上皮，这种损害具有剂量依赖性，剂量越大，生育功能恢复的希望越小。其次是化疗药物分解代谢产生的自由基对生精细胞的损害，造成精原干细胞不能分化。

大量应用烷化剂，常导致生殖功能不可逆的损害，如环磷酰胺、噻替哌、苯丁酸氮芥、氮芥、白消安等可引起生殖细胞损害，使精子数目减少、活动性下降、畸形乃至无精子症，其中环磷酰胺应用广泛，其对生育力的远期影响不容忽视。环磷酰胺用于治疗多发性骨髓瘤等，当成人每日用量达 6～10g 时，可引起男性精子数量显著降低，甚至完全无精。使用 400mg 丙丁酸氮芥也会出现无精子状态，至少在停药 4～5 年后才能渐渐恢复。这是因为环

磷酰胺、丙丁酸氮芥等烷化剂，会对睾丸生产精子功能产生直接损害，造成曲细精管萎缩，精原细胞、精母细胞凋亡，精子生成障碍。

另外，抗肿瘤药阿霉素、放线菌素D、顺铂等，也类似于烷化剂，会直接损害睾丸的生精功能。80%的青春期患者用苯丁酸氮芥后会发生少精子症，若患者用药总量超过25mg/kg，将发生不可逆的少精子症或无精子症。

抗代谢药（如甲氨蝶呤、阿糖胞苷）、抗肿瘤植物成分药（秋水仙碱、长春碱、长春新碱等）及其他多种抗肿瘤药都有抑制生精的作用。白消安会促使男性睾丸萎缩；秋水仙碱可以杀伤分化中的精原细胞导致少精子症；柳氮磺胺吡啶会造成精子生成减少，活力降低而不育。

化疗中患者血清FSH升高，部分出现无精子症。化疗后血清FSH水平下降者显示生精功能恢复，血清FSH水平持续不降者生精功能恢复的机会少。接受PVB（顺铂、硫酸长春新碱、博来霉素）、PVP（顺铂、硫酸长春新碱、平阳霉素）-16及POMP（泼尼松、硫酸长春新碱、甲氨蝶呤、6巯基嘌呤）/ACE（阿霉素、环磷酰胺、依托泊苷）方案治疗的患者生精功能恢复的概率是50%～60%。接受顺铂化疗方案患者常发生无精子症，其中多数在4年内恢复生精功能。烷化剂治疗者生育率较对照组低60%；

Hodgkin's 病以 MOPP（氮芥、硫酸长春新碱、丙卡巴肼、泼尼松）和 COPP（环磷酰胺、硫酸长春新碱、甲基苄肼、泼尼松）方案治疗后，永久性无精子症的发生率为 80% ～ 100%。

34. 放疗对生育力影响大，可通过提前冻精和卵泡浆内单精子注射解决其生育问题

①放射线对男性生殖系统的影响，首先表现在诱导氧化应激。辐射对人体的影响能够引起氧化应激的启动，从而引起一系列的细胞损伤。研究显示高浓度的 ROS 会造成类固醇通路损害。人类精子对氧化应激非常敏感，这些细胞容易受到电离辐射等因素的侵害，引起自然抗氧化清除防御系统过载，降低各项基本精液参数。氧化应激能够介导核酸损害、蛋白质氧化、脂质过氧化等过程，最终引起细胞凋亡。

X 线可对男性生育力产生损害，辐射暴露可能会引起染色体畸变增加。男性睾丸组织被认为是对放射最敏感的器官之一，胚胎上皮和精母细胞对放射暴露极其敏感，电离辐射能引起精原细胞和精母细胞的凋亡和有丝分裂终止。减数分裂的粗线期发生染色体交叉，这一过

程对异型生物质（包括电离辐射）极其敏感。低剂量辐射（0.15～0.5Gy）会抑制精子发生过程，引起精子数目显著降低；2Gy 或者更高的辐射剂量会引起长期或者永久性无精子症。

电离辐射可通过以下两种机制损伤 DNA：电离微粒与 DNA 的直接作用，引起 DNA 单链和双链过度断裂、染色体重排、染色质交换和 DNA 碱基氧化。科学家研究发现，在特发性男性不育症患者中，约 20% 患者存在精子 DNA 片段缺失。电磁辐射可致离体精液中精子 DNA 碎片化显著增加，研究发现小鼠暴露于 900 MHz 的电磁辐射中，每天 12 小时，连续 7 天会导致附睾精子的线粒体和核基因组损伤。电离辐射除了损害睾丸组织引起男性不育症之外，还会影响性激素的产生。0.78Gy 的辐射暴露剂量可以引起暂时性无精子症，超过 2Gy 能够引起不可逆性无精子症。

②辐射剂量与男性生精障碍：男性患者接受放射治疗时，会保护其睾丸组织，然而一些特殊的接受放疗的患者，仍会导致生殖系统的损害，例如在接受骨髓移植前的全身照射、睾丸肿瘤、直肠癌、前列腺癌的男性患者，接受放疗时，会受到高剂量的骨盆照射。这种定位放疗会引起睾丸功能永久性损害以及勃起功能障碍。睾丸肿瘤和霍奇金淋巴瘤患者，接受长约两年的放疗后会产生精子 DNA

损害。

放射治疗的不同剂量和疗程，所引起的细胞毒作用是可以预知的，有许多放疗对男性癌症患者生育状态影响的研究表明，放射剂量与精子产生成反比，当电离辐射暴露时间达 60～80 天时，精子产量开始减少。表 2 显示了一项不同剂量辐射对生精功能恢复的影响，即精子恢复到辐射暴露前的浓度所需的时间周期。

表 2　睾丸放射暴露后精子发生恢复时间周期

放射剂量	恢复周期（恢复到患者放射前的精子浓度）
＜1Gy	9～18 个月
2～3Gy	30 个月
≥4Gy	＞5 年

③放疗与男性生育干预：研究数据发现，局部辐射剂量超过 40Gy 可成为引起男性不育症的风险因素，建议接受放疗的男性在放射暴露后 12～18 个月内不要使伴侣怀孕。放疗可能对生殖腺、附属性腺及输精管道造成损伤，严重影响睾丸生精过程，严重的患者可能引起无精子症。尤其值得重视的是，睾丸精原细胞瘤患者无论婚否，无论单侧或双侧睾丸患病，医生都应告知患者可能存在的生育

隐患，并提醒患者应在术前或放疗前考虑冷藏精子。

④辅助生殖技术（ART）的进展：通过冷藏精子可以解决生育问题的后顾之忧，为接受放疗的男性患者带来了希望。目前，对于接受放疗的患者，低温冻存技术是可行的替代方案。

35. 环境污染破坏生育力，需要大家共同努力，科学地保护自己

人类每年向环境中排放大量有毒化学物质，包括内分泌干扰物、有机溶剂、杀虫剂、重金属等，这些环境污染物通过食物链进入人体和动物体内蓄积，不仅多方面危害人类自身的健康，还严重影响人类的繁衍。

在过去几十年间，有关男性生殖健康的研究表明，男性精液质量在全球范围呈普遍下降趋势。1992 年，丹麦科学家综合了来自世界 20 多个国家的 61 份研究报告发现，与 1940 年相比，世界男子的精子密度下降了 50%，平均每年下降 1%，同时精液量减少 25%，精子活动度也有所下降。精子数与供精者的年龄有关，年龄越大，精子数越少。

DDT、二噁英、邻苯二甲酸酐等环境激素是对男性生

殖系统影响最大的污染物。DDT 对生殖系统危害有多种途径，其中主要是通过改变激素代谢酶的活性和干扰激素 - 受体结合实现，引起所有动物生精细胞蜕变、生精活动降低，使男性的前列腺对睾酮的吸收降低，改变类固醇激素在附属性腺的代谢及结合。睾丸是对二噁英极为敏感的器官。意大利学者对一个二噁英高污染区 150 名男子的精液质量检查表明，二噁英影响精子的密度和精子的活动力，精子的前向运动速度明显降低，精子穿透仓鼠卵的能力也下降。

重金属类污染物中铅、镉、汞等对生殖影响较大。人类接触的镉主要产生于金属焊接和焊料、房料、采矿和制陶等工业生产过程中。除了工业污染外，吸烟是镉污染的重要途径，每支烟含镉 1g，吸烟者血中镉浓度是不吸烟的 29 倍。睾丸对镉极为敏感，它能损伤精子 DNA，抑制睾丸对锌的吸收，而锌对精子形成是至关重要的。有机溶剂苯乙烯使男性血清睾酮水平降低，甲醛对细胞内的遗传物质有很强的损伤作用，它可引起基因突变、DNA 断裂以及染色体畸变等。杀虫剂二溴氯丙烷对睾丸有毒性，可引起少精或无精。流行病学调查表明，长期接触该农药的农民，几乎有半数精子量少于正常人。

环境雌激素导致成人精子数减少可能与早期支持细胞

在胎儿期间遭到不利的影响有关。支持细胞数量取决于垂体分泌的FSH，最强有力的FSH分泌抑制物在男性为雌激素，因此在胎儿或新生儿时期血雌激素浓度增多，可以减少FSH分泌，从而限制正常支持细胞的增长率，导致生精异常。在胚胎发育早期如果受到环境雌激素的作用，男性在生殖管道发育过程中应退化的苗勒氏管可能退化不良或不退化从而成假两性畸形，或者性腺发育不良，出现隐睾、生精障碍等。

空气污染也是造成男性不育症的重要因素。研究表明，长期暴露于交通污染中会降低男性的精子活力，进而影响到他们的生育能力。如果男性每天在交通污染中至少停留6个小时，体内的睾丸激素和其他激素分泌水平并不低，但精子的游动能力会低，从而影响到精子同卵子结合的能力。此外，汽车废气中的一氧化氮和铅最容易破坏精子质量，尾气中的重金属如铅、汞、镉等，也是伤精大敌。

环境激素的检测是个难题，如何预防环境激素及其他污染物的危害就显得尤为重要。每个人特别是育龄男女都应意识到周围环境对自己的生殖功能的潜在威胁，改变生活方式，学会科学地保护自己，不吸烟，少食近海鱼类和含有激素的食品，因为大型近海鱼类体内浓缩、积存的化学物质非常多，食用后即可转移到人体内。尽量避免使用洗洁精，拒用塑料泡沫容器的食品等，据调查盒装方便面5分钟从汤汁中检测出苯乙烯含量为 1～33ppb（十亿分之一）。不用聚氯乙烯包装材料在微波炉中加热食物，因在高温条件下，环境激素会从中渗出。多吃谷物和黄绿色蔬菜可促进吸入人体内的环境激素排出体外。

36. 手机、电脑辐射也可能造成不育

辐射造成男性不育症的原因是由于它可以导致精子结构的改变。通常认为，在热效应的前提条件下，微波辐射对初级、次级精母细胞及精子细胞的损伤最为严重。有学者对 SD 大鼠进行 1 周的辐射，观察到辐射组精子活性以及密度都显著降低，并且睾丸管腔中的精子数目也减少，而对照组几乎没有任何改变。可见手机辐射对精子和睾丸结构都有一定程度的损伤，并进一步影响精子的发生，从而影响生精功能。

最近的研究认为，氧化应激是电磁辐射致男性生殖系统损伤的主要原因。研究表明，电磁场能刺激 ROS 的生成，过多的 ROS 可通过氧化应激导致精子膜不饱和脂肪酸氧化，从而破坏精子的细胞脂质双分子结构，并且脂质

过氧化的醛式产物 MDA 具有毒性作用，会使精子活力下降、死亡增加，进一步影响精子的顶体反应及受精功能。有研究以手机使用时间为标准对 361 例不育男性进行了分组，结果显示手机使用时间长的那组男性的精液中活性氧升高，导致精子的活力以及抗氧化力降低。国内学者以人类离体新鲜精液为研究对象，发现射频辐射可显著影响精液质量常规、功能学指标，并导致精子 DNA 损伤增加；且该实验发现电磁辐射可导致精子头部缺陷率显著增加，导致精子顶体反应率呈下降趋势。

电磁辐射可致离体精液中精子 DNA 碎片化显著增加。国外学者的研究表明，每天使用手机超过 4 小时，会导致精子 DNA 碎片化显著增加；对生殖门诊就诊的患者研究发现，随着日常手机使用时间的增加，精子质量显著降低；通过体外模型及计算机模拟实验发现，当手机靠近腹股沟时，电磁辐射可以穿透睾丸。因此，建议人们日常生活中，应尽量将手机放在远离腹股沟的位置。

参考文献

1. 白文俊，王晓峰 . 现代男科学临床聚焦 . 北京：科学出版社，2017：233-236.

2.Stefan S.du Plessis, Ashok Agarwal, Edmund S.Sabanegh Jr. 男性

不育——对生活方式和环境因素的全面指导. 李宏军，陈斌，刘继红，主译. 北京：北京大学医学出版社，2015：16-192.

3. 薛蕾，陈浩宇. 电磁辐射致雄性生殖损伤机制的研究进展. 中华男科学杂志，2012，18（8）：738-741.

4. 刘安娜，王厚照. 高温工作环境对男性精液质量的影响分析. 中国优生与遗传杂志，2015，23（2）：116，124.

5. 杨洋，兰永连，李颖，等. 男性不育影响因素的调查. 中国优生与遗传杂志，2014，22（12）：118-119.

6. 姜志旺，崔占豪，张红霞. 电磁污染：看不见的危害. 生态经济，2014，30（4）：6-9.

7. 马惠荣，陈景伟，栗晶晶，等. 900MHz 拟手机电磁辐射对大鼠卵巢组织形态和功能的影响. 解放军医药杂志，2013，25（10）：36-38.

8. 郭继梅. 男性不育的病因及治疗新进展. 医学综述，2013，19（22）：4138-4141.

9. 朱伟伟，韩代书. 睾丸及附睾免疫环境与男性生殖. 中国组织化学与细胞化学杂志，2012，21（4）：417-422.

10. 徐凯，侯武刚，曾丽华，等. 电磁脉冲辐射对小鼠睾丸 Occludin 表达的影响. 辐射研究与辐射工艺学报，2011，29（5）：302-306.

11. 马惠荣，李媛媛，罗亚萍，等. 900MHz 手机辐射对雄性 SD 大鼠生育力及氧化损伤抗氧化能力的影响. 陕西中医学院学报，2012，35（6）：91-93.

12. 吴惠，王德文，王水明，等. 不同波段电磁辐射致大鼠睾丸支持细胞的损伤效应. 生物物理学报，2011，27（1）：38-46.

13. 肖飞，白文俊，王晓峰. 环境因素与勃起功能障碍. 中华男科学杂志，2009，15（3）：265-270.

14.Adams JA, Galloway TS, Mondal D, et al. Effect of mobile telephones on sperm quality: a systematic review and meta-analysis.Environ Int, 2014, 70: 106-112.

15. Tas M, Dasdag S, Akdag MZ, et al. Long-term effects of 900 MHz radiofrequency radiation emitted from mobile phone on testicular tissue and epididymal semen quality.Electromagn Biol Med, 2014, 33 (3): 216-622.

16.Ankolkar M, Salvi V, Warke H, et al. Methylation status of imprinted genes DLK1-GTL2, MEST (PEG1), ZAC (PLAGL1), and LINE-1 elements in spermatozoa of normozoospermic men, unlike H19 imprinting control regions, is not associated with idiopathic recurrent spontaneous miscarriages.Fertil Steril, 2013, 99 (6): 1668-1673.

17.Grafodatskaya D, Cytrynbaum C, Weksberg R.The health risks of ART.EMBO Rep, 2013, 14 (2): 129-135.

18.Gorpinchenko I, Nikitin O, Banyra O, et al. The influence of direct mobile phone radiation on sperm quality.Cent European J Urol, 2014, 67 (1): 65-71.

19.Peters J.The role of genomic imprinting in biology and disease: an expanding view.Nat Rev Genet, 2014, 15 (8): 517-530.

20. Rago R, Salacone P, Caponecchia L, et al. The semen quality of the mobile phone users.J Endocrinol Invest, 2013, 36 (11): 970-974.

21. Mouradi R, Desai N, Erdemir A, et al. The use of FDTD in establishing in vitro experimentation conditions representative of lifelike cell phone radiation on the spermatozoa.Health Phys, 2012, 102 (1): 54-62.

不良生活方式导致的男性不育症，生活调整是主要手段

37. 不吸烟，更容易怀上健康的孩子

吸烟对人的寿命、呼吸、心血管以及全身状况会产生不良影响，近年来受到广泛关注。目前，吸烟人群占全球15岁以上人群的1/3，而且以处于生育年龄的男性最为常见。因此，确定香烟烟雾中的化学物质是否会导致男性不育问题变得十分重要。大部分研究认为吸烟可从多方面对男性生殖系统造成不利的影响，由于这些不利因素使精子受精能力下降，并且胚胎植入的成功率也会降低。

　　香烟烟雾的不良影响使几乎所有的精液参数（比如精子数目、运动能力和形态学等）都偏离正常水平。有学者报道：香烟烟雾的吸入量对精子质量没有"安全"剂量，而且某些精子参数，如精液量和吸烟量呈明显负相关。在大鼠动物实验中，含有尼古丁的精液参数有着剂量依赖的不良影响，降低了大鼠的生育能力，去除尼古丁后这种影响减弱，这说明尼古丁与精子质量下降存在因果关系。大量的临床研究表明，吸烟者精子数量减少，并且精子浓度明显下降。近期的研究发现：吸烟者容易罹患少精子症，甚至无精子症。有研究表明，吸烟者的精子与不吸烟者的精子相比，其运动能力减弱，并且精子质量也有所下降。吸烟者精液中包含更多形态异常精子，大量吸烟不仅可以导致少精子症和畸形精子症，严重时可导致无精子症。

　　吸烟对精浆和性腺的影响。研究表明，将不吸烟者的精子放入吸烟者的精浆中时，精子的运动能力和顶体反应下降；相反，将吸烟者精子放入不吸烟者的精浆中时，精子没有明显变化，可见异常的精浆可以导致男性不育症。

　　吸烟会导致精液中白细胞上升48%，ROS水平上升107%。抗氧化剂保护生物体内的化学物质免受氧化，拮抗了ROS的作用，最终阻断了OS。抗坏血酸作为人类精子中基本的抗氧化剂，是一种温和的还原剂。生理作用下，精浆中抗坏血酸的浓度可达 10mg/dl，是血浆中抗坏血酸浓度的 9 倍多。然而，吸烟者血清中抗坏血酸的浓度下降了 20%～40%，通过为经常吸烟者补充抗坏血酸能够提高他们的精子质量，这提示了一种因果关系。

目前研究已经公认 DNA 的破坏能够降低精子质量，甚至可以阻断卵子受精。如果一个 DNA 受损害的精子使一个卵子受精，受精卵的发育将会出现异常甚至完全终止。基于以上原因，DNA 损害可能是导致男性不育症的一个重要原因。吸烟危害最大的地方，是它导致单链 DNA 转化为双链 DNA 的比例增加，从而诱导二倍体精子，增加了非整倍体性的风险。

吸烟对精索静脉曲张的影响。研究发现，当精索静脉曲张和吸烟同时存在时，少精子症的发生率与有精索静脉曲张的不吸烟者相比，增长 10 倍。对这个现象的生理学机制推测是吸烟导致肾上腺髓质分泌儿茶酚胺，儿茶酚胺是一系列酪氨酸的衍生物，包括肾上腺素、去甲肾上腺素和多巴胺，在血液中循环。这些化学物质经由精索静脉通过血液倒流进入睾丸，导致精索静脉曲张、少精子症和男性不育症。

吸烟已显示出对辅助生殖技术（ART）产生负面影响，因此对于患有男性不育症且吸烟的患者不能单靠临床干预以保证其生育的成功。对于患有男性不育症且吸烟的患者，最好的建议是远离烟草。

38. 酗酒也会影响生育力

相关研究报道，长期酗酒的男性中阳痿、性欲减退和睾丸萎缩等发生率明显升高，且乙醇中毒者的精子数量、精子活动度明显降低，精子畸形率显著升高。进一步研究发现，随着饮酒量越大，饮酒时间越长，精子发生异常的比例就越高，而精子平均向前运动速率和受精能力也越低。短期大剂量乙醇暴露引起血清睾酮水平明显降低、雌二醇与睾酮的比值显著升高以及精子数量和正常形态精子数有降低趋势，后者无剂量-反应关系。短期或较长期乙醇暴露均可引起成年雄性大鼠精子数量下降、精子活动度降低和睾丸生殖细胞减少。

酒精对精液质量和精子的影响。一个多中心的前瞻性研究评估了饮酒量和饮酒次数对体外受精结果的影响，结果显示男性每天多饮一次酒，不能获得活胎的风险提高2.28～8.32倍。动物实验和临床研究都表明，饮酒可能影响睾酮分泌和精子形成。调查显示，饮酒会引起明显的精子形态改变，包括精子的头部破裂、中部膨胀以及尾部卷曲。另外饮酒者的生精小管内大都含有退化的精子并出现精子缺乏。这可能是由于下丘脑－垂体－性腺轴功能的改变或者是酒精对睾丸的直接损害而产生的。

男性长期大量乙醇暴露首先出现畸形精子症，随后出现少弱畸精子症，并不断加重为隐匿精子症，最终发展为无精子症；进一步睾丸活组织检查也发现睾丸内粗线期生精细胞成熟障碍，未见成熟精子细胞。乙醇通过血液循环进入睾丸组织后，一方面，通过直接损伤睾丸间质细胞而降低睾丸内睾酮水平，进而影响精子发生；另一方面，乙醇也可以通过损伤支持细胞而减少支持细胞分泌生精细胞增殖、分化和代谢所需的营养物质，最终干扰精子生成的微环境。

诸多研究表明，饮酒对下丘脑－垂体－性腺轴、睾丸、精子均可引起严重的毒性作用。调查显示，酒精依赖男性的精液量和精子浓度显著下降，血清激素检查显示睾酮减少；酒精可能会影响垂体中促性腺激素释放激素受体的功能，导致 LH 释放减少，导致睾丸萎缩，精子生成减少而不育。长期饮酒者还会出现性功能障碍。

饮酒后出现内啡肽增加也可能会加重睾丸损伤，表明饮酒可能导致原发性睾丸损伤。国外有一项研究显示，66位不吸烟、不吸毒、一年内每天饮酒至少 180ml、每周至少饮酒 5 天的受试人群的精液量、精子数目、精子活力和正常形态精子百分率明显下降。精子形态异常，主要是精子头部异常，只有 12% 的酗酒者精子量正常，而非饮酒者有 37% 是正常的。

39. 毒品伤身伤心，还贻误后代

目前世界上主要滥用的毒品有海洛因、大麻、可卡因和苯丙胺等，这些毒品不仅危害吸毒者本人的身心健康，还贻误后代，将给子女造成无可挽回的影响。

海洛因对生殖系统的影响表现在：①造成染色体损害。国外在研究阿片类对成人淋巴细胞遗传的影响时发现，海洛因成瘾者中，染色体损害概率比正常人高 5 倍，在戒毒一年内，DNA 的修复缺陷持续存在。②男性性功能受到影响。

毒品通过下丘脑影响垂体激素的分泌与合成，造成内分泌功能紊乱，一些毒品可抑制黄体生成素的分泌，使得血中睾酮浓度明显下降，男性血液中睾酮显著缺乏者常伴有性欲减退和阳痿。吸毒造成男性性欲减退、射精延迟等明显性功能障碍，即使停药后，也会出现性功能障碍。有报道说：男性海洛因依赖者中，表现精液不足者占被研究者的 17%，精子活力不足者为 100%，精子畸形及过少者占 24%。

有学者曾对海洛因中毒大鼠睾丸、附睾及精囊组织进行了定性观察，发现海洛因中毒组睾丸生精上皮层次减少，管腔内精子减少，并发现脱落的生精细胞及较多的异常精子。慢性海洛因依赖鼠精子细胞及精子减少，精子细胞变性、畸形，多核巨细胞形成和曲细精管萎缩，证明长期滥用海洛因可导致下丘脑 – 垂体 – 性腺轴功能紊乱。男性海洛因中毒者血浆中催乳素明显高于对照组，而 LH、T 等明显低于对照组，这与海洛因体内水解产物吗啡直接作用下丘脑，使下丘脑释放的多巴胺（DA）、5- 羟色胺（5-HT）活性改变有密切相关。分析认为，生殖细胞形态学的异常改变，可能是生精细胞分化发育的微环境受到严重影响所致。

阿片类药物对精子的影响可以来源于生殖激素的间接调控，也可以直接来源于精子表面的阿片类药物受体。普遍共识是暴露于阿片类药物的雄性动物模型的受孕率明显下降，可能是由于阿片类药物对精子活力、浓度及活动力的不良影响。人体研究显示，男性长期使用阿片类药物可以导致勃起功能障碍、射精困难、性欲减退，这些对于生育也是不利的。

　　大麻是滥用最多的毒品之一，大麻所造成的生殖系统损伤主要由四氢大麻酚（THC）造成。它具有高度亲脂性，脂肪堆积处半衰期为 8 天，且脂肪作为储存库可持续向血液中释放 THC，使用一剂大麻卷烟，需 1 个月体内才能完全清除 THC。

　　THC 会减少精子数并抑制受精。哺乳动物中，大麻同样影响雄性动物的生殖功能，包括减少垂体促性腺激素的分泌、抑制睾酮分泌、减少精子数和浓度、减少精子运动能力、破坏精子头部中段和线粒体膜的超微结构、增加精子头部和顶体发育异常的数量、抑制受精等。

　　人体内大麻素受体分为 CB1 和 CB2 两种，CB1 受体存在于下丘脑、垂体、睾丸、前列腺、输精管和精子，而 CB2 受体存在于下丘脑、睾丸支持细胞，并有一些存在于精子上的证据。研究证实，大麻主要在垂体前叶水平抑制生殖激素、生长激素、甲状腺激素的释放，这种作用接受下丘脑的调控。此外，大麻对下丘脑水平的性腺激素释放激素（GnRH）也有抑制作用，从而抑制 FSH 和 LH 的释放。目前普遍共识：瞬间或长期使用大麻可以导致睾酮水平下降。

　　大麻对睾丸精子和生育率的影响：CB1 受体存在于精子发生各个阶段的生殖细胞内。THC 的两个同型异构体可以与位于精子头体部的 CB1 受体直接结合，说明外源性的大麻素下调精子活动力、浓度以及活力。另外，CB1 受体可以通过与配体 AEA 结合而在调控精子获能及顶体反应中起到重要作用。

研究显示，大麻戒断后，男性的生育能力逐渐恢复甚至完全逆转；而阿片类药物（如海洛因）、MDMA（俗称摇头丸）、可卡因等则会直接影响睾丸功能，由这些药物导致的生殖损害在停止用药后可能也不能复原。针对药物滥用导致的男性不育症的可能治疗而言，理论上可应用激素替代治疗，但相关的研究报道非常有限，所以患者教育或许可以成为有效的途径，阻止甚至避免此类情况的发生。

40. 肥胖也会影响生育

近年一些研究发现，肥胖是导致男性不育症的病因之一，人群中肥胖者的比例有逐年增长的趋势，应引起重视。肥胖虽然与遗传有一定的关系，但主要与久坐少动的生活方式和膳食不平衡有关。近年来，肥胖人口比例一直在增长，不仅仅在发达国家，发展中国家的超重人数也在迅速增加。有调查显示，中国 6～9 岁儿童的体重指数已高于美国、澳大利亚、英国等发达国家。最近的研究表明，肥胖也会使男性的精子减少，从而导致男性不育。

在所有男性不育症病例中，男性单独因素占到了25%～30%，男女混合因素为30%。虽然还有争议，但是近几十年肥胖的流行与男性精子数量减少的趋势确有关联。在美国以及其他西方国家，由于肥胖的流行，男性精子的数量正以每年1.5%的速度减少，然而在其他肥胖患病率较低的地区却无此现象。

一项美国国家环境卫生科学研究所的研究显示，BMI高的男性比正常体重的男性患不育症的风险高得多，他们对52 595位农民进行调查，其中有1329受试者患有与BMI相关的男性不育症，BMI均高于临界值3个单位。有数据显示，肥胖男性患少精子症的可能性是正常体重指数男性的3.5倍。我国有研究显示，肥胖男性不育症患者的精液浓度及精子活动度较健康生育男性显著下降。

目前，国内外对肥胖与不育的相关性的研究有很多，主要将肥胖影响男性生殖能力归因于以下几个方面：勃起功能障碍、精液参数异常、生殖内分泌异常、遗传因素和物理因素。

①肥胖对勃起功能的影响：勃起功能障碍与肥胖存在相关性，曾有健康调查显示，在一份调查统计中，肥胖与勃起功能障碍之间的相关指数为1.3。调查发现在勃起功能

障碍的男性中，有 79% 是超重或者肥胖的患者。肥胖是否单独影响着勃起功能还是通过心血管危险因素及低雄性激素间接影响着勃起功能目前还不能确定，但是可以肯定的是肥胖患者通过降低体重，确实可以提高勃起功能。

②肥胖对精子产生的影响：BMI 与精子数量变化存在相关性。丹麦学者对 1558 名随机抽取的丹麦军队的男性新兵进行了调查，排除了多方面的干扰因素（如疾病、暴露、饮酒等）。统计结果发现：在超重组中的精子数目少于 20×10^6/ml 的比例为 29%，大于对照组比例 21.7%。另有研究分析了 BMI 与精液各种相关参数的关系，发现 BMI 与精子质量之间存在着明显的负相关关系。以上实验可以证明体重增加导致精子的数目减少。

③肥胖致男性不育症的内分泌因素：不管是腹型肥胖还是内脏型肥胖都会使人体内激素水平发生变化的风险增加，这是由于肥胖患者体内大量的白脂肪组织致使芳香化酶的活性及脂质类激素的分泌增加。主要体现在下丘脑 - 垂体 - 性腺（HPG）生殖轴的功能障碍，睾酮、促性腺激素、抑制素 B 浓度降低，雌激素升高，致使勃起功能障碍（ED）、精子生成异常；瘦素分泌增加直接破坏睾丸间质细胞，影响精子生成及精子功能。国外学者通过大量的人群统计证实了男性肥胖与睾酮水平紧密相关，在 3219 名欧洲

男性受试者中，肥胖者的体内总睾酮及游离睾酮水平均低于正常体重男性，另外在对 314 名亚洲男性的研究中也得到同样的结论。学者对两者的作用机制进行研究，发现肥胖会导致睾酮减少，低睾酮水平也会促使男性肥胖，适当减肥后睾酮值有所升高。

雌激素过多是由芳香化酶 P450 活性过高引起的，这种酶在白脂肪中表达较高，是将雄激素转化成雌激素的关键因子，肥胖男性高雌激素状态是由于芳香化酶活性增强，进而雄激素转化增加所致。抑制素 B 是垂体性腺轴中的一种糖蛋白激素，有研究者发现，在年轻男性中抑制素 B 正因肥胖的增加而减少，肥胖者与正常体重者比较会低 26%；而抑制素 B 与支持细胞数目正相关，这提示肥胖男性较正常男性体内的支持细胞少。因为支持细胞与精子量相关，较少的支持细胞意味着较少的精子量，间接说明了肥胖男性的精子量较正常体重男性有所减少。

除以上激素外，瘦素也对男性生殖功能有一定影响。瘦素是一种由脂肪细胞产生，在睾丸间质细胞上表达的脂肪素，外周瘦素水平与睾酮水平呈负相关。瘦素除了通过抑制睾丸间质细胞产生睾酮而影响睾丸功能外，也可以直接作用于生殖细胞而影响生殖功能。

④肥胖致男性不育症的遗传因素：导致肥胖的遗传性

因素通常非常复杂，因为要关系到多个基因与如饮食和运动等环境因素的相互作用。在某些条件下，一个特定的染色体或者基因的缺失可以导致肥胖和不育。最近有报道证实了肥胖性不育患者精子 DNA 损伤的风险较高。国外研究者通过检测 483 位门诊不育男性患者的精子 DNA 完整性与血清生殖激素水平来确定 BMI 与精液质量的相关性，使用"彗星"分析法测定 DNA 完整性，结果显示：超重（BMI $\geqslant$ 35kg/m^2）的患者精子 DNA 损伤率明显升高，而在 BMI < 35 的患者中 DNA 损伤率与体重无明显相关性。

⑤肥胖致男性不育症的物理因素。很多肥胖男性要面对身体功能方面的问题，这些问题与生育力减弱有关，包括阴囊脂肪增多症、睡眠呼吸暂停综合征等。正常男性睾丸的温度是低于身体的核心温度的，久坐少动的生活方式和下腹部的脂肪沉积可使睾丸温度增高到身体的核心温度水平，破坏了精子生存的最适环境，从而降低男性的生育能力。睡眠呼吸暂停综合征在肥胖患者中越来越常见，其紊乱的主要特点是睡眠期间呼吸短暂停止，血氧饱和度降低，总睾酮水平是随睡眠呼吸暂停的严重程度按比例缩小的，它通过影响夜间睾酮的正常分泌，从而影响精子生成。

肥胖会降低男性的生殖功能，其致病机制的关键在于下丘脑垂体性腺轴失衡。在治疗肥胖引起的精液异常和男性不育方面的对照性研究还不多，有效的治疗方案、生活方式的改变和对应的外科手术还需要进一步探索。全球肥胖人数不断增长，这一影响精液质量的病理因素需要得到更多的研究和关注，从而有的放矢地进行对因治疗。

参考文献

1.Stefan S.du Plessis，Ashok Agarwal，Edmund S.Sabanegh Jr. 男性不育——对生活方式和环境因素的全面指导. 李宏军，陈斌，刘继红，主译. 北京：北京大学医学出版社，2015：16-83.

2. 白双勇，王剑松，孟昱时. 超重和肥胖不育患者精浆中 IGF-1、ROS 水平变化及意义. 山东医药，2014，54（47）：1-4.

3.Condorelli RA，Calogero AE，Vicari E，et al.Chronic consumption of alcohol and sperm parameters：our experience and the main evidences. Andrologia，2015，47（4）：368-379.

4.Hansen ML，Thulstrup AM，Bonde JP，et al.Does last week's alcohol intake affect semen quality or reproductive hormones? A cross-sectional study among healthy young Danish men.Reprod Toxicol，2012，34（3）：457-462.

5.Shayakhmetova GM，Bondarenko LB，Kovalenko VM，et al.CYP2E1 testis expression and alcohol-mediated changes of rat spermatogenesis indices and type I collagen. Arh Hig Rada Toksikol，2013，64（2）：51-60.

6.Ayodele Oremosu A，Nnamso Akang E，Chukwumuanya Adigwe

C，et al.Post-treatment with Telfairia occidentalis seed oil attenuates alcohol-induced testicular damage in Sprague-Dawley rats.Iran J Reprod Med. 2013，11（8）：637-646.

7.Lan N，Vogl AW，Weinberg J.Prenatal ethanol exposure delays the onset of spermatogenesis in the rat.Alcohol Clin Exp Res，2013，37（7）：1074-1081.

8.Radhakrishnakartha H，Appu AP，Indira M.Ascorbic acid supplementation enhances recovery from ethanol induced inhibition of Leydig cell steroidogenesis than abstention in male guinea pigs.Eur J Pharmacol. 2014，723：73-79.

9.Liu LQ，Fan ZQ，Tang YF，et al.The resveratrol attenuates ethanol-induced hepatocyte apoptosis via inhibiting ER-related caspase-12 activation and PDE activity in vitro.Alcohol Clin Exp Res. 2014，38（3）：683-693.

10.Uygur R，Yagmurca M，Alkoc OA，et al.Effects of quercetin and fish n-3 fatty acids on testicular injury induced by ethanol in rats. Andrologia，2014，46（4）：356-369.

11.Siervo GE，Vieira HR，Ogo FM，et al. Spermatic and testicular damages in rats exposed to ethanol：influence of lipid peroxidation but not testosterone.Toxicology，2015，330：1-8.

12.Galve-Roperh I，Chiurchiù V，Díaz-Alonso J，et al. Cannabinoid receptor signaling in progenitor/stem cell proliferation and differentiation. Prog Lipid Res，2013，52（4）：633-650.

13.Chen R，Zhang J，Fan N，et al. Δ9-THC-caused synaptic and memory impairments are mediated through COX-2 signaling.Cell，2013，

155 (5)：1154-1165.

14. Bagüés A, Martín MI, Sánchez-Robles EM.Involvement of central and peripheral cannabinoid receptors on antinociceptive effect of tetrahydrocannabinol in muscle pain.Eur J Pharmacol, 2014, 745：69-75.

15.Fischer KM, Ward DA, Hendrix DV.Effects of a topically applied 2% delta-9-tetrahydrocannabinol ophthalmic solution on intraocular pressure and aqueous humor flow rate in clinically normal dogs.Am J Vet Res, 2013, 74 (2)：275-280.

16.Cao C, Li Y, Liu H, et al. The potential therapeutic effects of THC on Alzheimer's disease.J Alzheimers Dis, 2014, 42 (3)：973-984.

17.Saurel-Cubizolles MJ, Prunet C, Blondel B.Cannabis use during pregnancy in France in 2010.BJOG, 2014, 121 (8)：971-977.

18.Janisse JJ, Bailey BA, Ager J, et al. Alcohol, tobacco, cocaine, and marijuana use：relative contributions to preterm delivery and fetal growth restriction.Subst Abus, 2014, 35 (1)：60-67.

胎停育、自然流产也有男方因素

　　流产是指妊娠不足 28 周，胎儿体重不足 1000g 而妊娠终止者。如流产发生在妊娠 12 周以前称为早期流产，发生在 12 周以后称为晚期流产。流产分为自然流产和人工流产。自然流产占妊娠总数的 10% ～ 15%，其中早期流产占80% 以上。稽留流产又称过期流产（曾称胎停育），是指胚胎和胎儿死亡滞留宫腔内尚未及时自然排出者，是流产的一种特殊情况。反复妊娠失败是指连续两次或两次以上发生在妊娠 28 周以内的自然流产。

　　妊娠失败的男性因素可能有以下几方面：①遗传学异常；②免疫学异常，如抗精子抗体；③内分泌异常，如性腺轴、甲状腺功能；④泌尿生殖道感染、炎症；⑤精子凋亡异常；⑥氧化应激反应异常；⑦精索静脉曲张；⑧工作、生活环境污染；⑨饮食、药物等。

目前公认的可以引起妊娠失败的男性直接因素是男方染色体异常、精子 DNA 损伤所致的胚胎染色体异常。这也是最常见的引起妊娠失败的原因。但约有 50% 的患者经过详细检查后，仍无法明确其原因。

染色体异常包括了数目异常（如唐氏综合征、Klinefelter 综合征等）、结构异常（如染色体片段重复、缺失、易位或倒位等）及多态性（如 Y 染色体大小、染色体随体大小、次级缢痕的增长或缩短等）。

（1）染色体数目异常

①胚胎染色体数目异常可能源自父母中的任何一方，以下列出一些常见的胚胎染色体异常中父母双方来源概率（表3）。

表3 染色体非整倍体的来源（%）

异常类型	父方	母方
13-三体	15	85
18-三体	10	90
21-三体	5	95
45X	80	20
47XXX	5	95

续表

异常类型	父方	母方
47XXY	45	55
47XYY	100	0

②染色体数目异常导致胚胎出现非整倍体及染色体不平衡，进而造成稽留流产或自然流产。常见染色体数目异常胚胎发育的结局见表4。

表4 染色体数目异常与妊娠结局

染色体异常类型	妊娠结局
三倍体	100% 妊娠失败
16- 三体	100% 妊娠失败
13- 三体	95% 妊娠失败
18- 三体	95% 妊娠失败
21- 三体	80% 妊娠失败
克氏征	50% 妊娠失败
45X	98% 妊娠失败，嵌合型存活率高

(2) 染色体结构异常

①相互易位是指 2 条染色体断裂后所形成的片断相互交换，并在断裂点重接，形成 2 条新的衍生染色体。相互

易位是最常见的染色体结构异常。男性染色体相互易位携带者在精子形成过程中，可产生18种配子，其中1种是正常的，1种是平衡易位携带者，其余的均破坏了基因平衡，造成某个染色体片段的缺失或重复。异常精子与正常卵子结合可导致染色体异常胎儿出生或流产（表5）。

表5　相互异位染色体分离方式及其妊娠结局

同源染色体分离方式	妊娠结局
对位2：2分离	形成正常精子或平衡易位精子；可正常生育
邻位2：2分离	均产生不平衡易位精子，表现为胎儿异常
3：1分离	表现为胎儿异常（三体或缺体）
4：0分离	表现为胎儿异常（多体或缺体）

②罗伯逊易位又称罗氏易位，是相互易位的一种特殊形式，是两个具有近端着丝粒的染色体（13，14，15，21，22号染色体）于着丝点附近断裂，着丝点融合，两条染色体长臂重接成为易位染色体，短臂丢失，因而罗氏易位携带者只有45条染色体。

非同源染色体罗氏易位：其生殖细胞在减数分裂过程中能形成6种配子，1种是正常的，1种是平衡携带，其他均为非平衡配子。

同源染色体间罗氏易位（如21号染色体间的同源易

位）：其生殖细胞在减数分裂过程中理论上只能形成 2 种配子，一种为 $n+1=24$ 条；一种为 $n-1=22$ 条，受精后不可能有正常核型的后代出生——出生子代或为 Down 综合征，或妊娠失败。国外 6 例家族报告，出生了 21 个 Down 综合征孩子，发生 12 例妊娠失败。

③倒位是指一条染色体同时出现 2 处断裂，中间片段旋转 180°重接而成。倒位通常是基因顺序的颠倒而没有量的增减，因此携带者自身的发育正常。根据染色体倒位的区域不同又分为臂内倒位和臂间倒位。臂内倒位的两处断裂发生在着丝粒的一侧，臂间倒位的两处断裂在着丝粒的两侧形成倒位，着丝粒的位置有改变。

倒位的遗传效应取决于重复或缺失片段的长短及其所含基因的致死效应，一般来说，在具有臂间倒位染色体的亲代，其生殖细胞减数分裂时，与同源染色体只能在相同的区域结合，因此在倒位部分形成倒位环。在倒位环内，互换有可能发生，也有可能不发生。当倒位环包含较大的倒位片断时，则容易发生互换，反之则不易发生互换。最终形成 4 种配子，一种正常，一种倒位，另外两种为部分重复或缺失的染色体而导致流产或畸形。

④环状染色体是染色体结构畸变的一种类型，属于非稳定性结构畸变。其形成机制是 1 条染色体两臂的远端区

各发生一次断裂，随后具有着丝粒的两个断裂端彼此相接闭合成环，即形成环状染色体。如果由某一无着丝粒节段的两个断端相接成环则形成无着丝粒环，这种环通常在细胞分裂时丢失。由于环状染色体属于非稳定性畸变，生精细胞分裂过程中配对失败，阻滞了减数分裂进程，导致少精子、无精子及妊娠失败。

（3）Y染色体与妊娠结局：Y染色体AZFc区域完全性缺失患者的精子大部分存在性染色体缺体，子代可能出现45，X Turner's综合征及两性畸形。46，XY/45，X嵌合型患者，部分两性畸形患者的AZF缺失率为33%。

有证据表明，Y微缺失患者存在Y染色体整体不稳定性，以致形成45，X胚胎。尽管有上述的理论风险，但Yq微缺失者的子代表型通常正常，其原因可能在于45，X胚胎的低种植率和高自然流产率。

（4）精子DNA损伤与妊娠失败：精子DNA损伤原因包括精索静脉曲张、化疗、放疗、吸烟、氧化应激反应、白细胞精子症、凋亡异常、鱼精蛋白缺乏等。精子浆膜富含有多元不饱和脂肪酸，胞质内含有大量抗氧化剂，但胞质内清除酶浓度较低，DNA修复能力有限，故易受到氧化应激反应的损害。

过量的氧化应激反应产生大量氧化应激产物，导致

DNA 损伤，从而造成精子 DNA 碎片形成，胚胎发育异常，最终导致妊娠失败。形态异常的精子及白细胞均可产生氧化应激产物，从而导致氧化应激损伤。这些氧化应激产物及损伤可以影响到精子的质量和功能，进而影响到精卵结合、受精卵植入及胚胎早期发育。增加摄入富抗氧化剂食物或抗氧化辅剂有助于降低精子 DNA 断裂或精子脂质过氧化水平，改善反复妊娠失败患者的生育结局。

精子 DNA 损伤与妊娠结局：有研究显示，包含 DNA 损伤的精子可使卵母细胞受精，形成 2 原核期，但到 4 细胞期，父方基因启动表达，由于氧化损伤，精子 DNA 碎裂，即使已形成囊胚，也会出现胚胎发育终止。

成熟精子修复 DNA 损伤的能力有限，而卵母细胞修复精子 DNA 损伤的能力取决于其胞质和基因组的品质，后者随女方年龄增加而显著下降。同时精子 DNA 的品质也与男方年龄相关，年龄越大精子 DNA 损伤的概率可能越大。精子 DNA 修复失败，可能导致妊娠失败或胎儿异常。

（5）精子参数异常与妊娠失败：目前研究发现，近期生育组的精子正常形态率、精子浓度、精子前向运动能力更高，而反复妊娠失败组患者精子畸形率及精子膜脂质过氧化反应较高；正常生育组和反复妊娠失败组年龄、精子浓度、精子总数及精子前向运动能力无显著性差异；而两组的活动精子总数、活动精子百分率，特别是精子DNA完整率有显著性差异。另有研究表明，大头、多尾精子的染色体多倍体、非整倍体率高，精子DNA碎裂指数高。超过99%的精子染色体数目异常发生在X、Y、13、18和2号染色体，精子二倍体、三倍体及四倍体率分别为18.42%、6.14%和33.99%。上述研究表明，反复妊娠失败男性患者应进行精液常规分析、精子畸形率检测及精子DNA完整性检测。

(6) 男女双方年龄与染色体异常及妊娠失败：女性年龄大于35岁，流产风险增高；在女性大于35岁且男性大于40岁，流产风险尤为突出。DNA损伤比例随年龄增加而逐渐增加，而凋亡率相关性呈相反趋势。男性在35岁前对子代患Down综合征无明确影响；35岁以后随年龄增长患病风险提高，且男性年龄在子代患Down综合征中占50%的风险。

(7) 病原微生物与妊娠失败：国外学者对108例患者（其中54例染色体核型正常，38例不正常，16例染色体核型不明）进行回顾性研究，没有检测出解脲脲原体、人型支原体、人巨细胞病毒（HCMV）或腺病毒等相关病毒；1例患者（0.9%）检测出衣原体DNA，8例患者（7%）检测出人乳头状病毒（HPV）DNA。

研究未能证实单纯男性衣原体、解脲脲原体、人型支原体、人巨细胞病毒、腺病毒相关病毒感染在早期妊娠失败中的作用，而人乳头状病毒在胚胎染色体异常及妊娠失败中的作用有待进一步研究。

（8）不良生活方式与妊娠失败：与妊娠失败相关的不良生活习惯包括：①精神心理压力过大；②生活作息不规律，如经常夜班、熬夜、缺乏睡眠；③肥胖、缺乏运动或运动过于剧烈者；④衣着，如内衣过紧、内衣更换不及时、穿着过多局部温度升高；⑤吸烟、酗酒、咖啡等；⑥有手术、创伤史。

（9）生活、工作环境与妊娠失败：与妊娠失败相关的生活、工作环境因素包括：①化学因素，如药物，抗肿瘤药物，如苯妥英钠等；农药，有机磷等；工业毒物，如苯、甲苯、铝、砷、氯丁二烯等；食品添加剂，如环己基糖精等；所处环境大气污染；②物理因素，如电离辐射；高温环境；噪声污染；③生物因素，如生物类毒素。

（10）反复妊娠失败男性需接受体格检查，明确阴毛、阴茎、睾丸等第二性征是否正常，有无精索静脉曲张存在。影像学检查如超声有助于进一步诊断。

精液常规检查，需注意精液的量、pH，精子的数量、活力、畸形率以及有无白细胞增多等。染色体核型分析及Y染色体微缺失分析可以明确是否存在染色体异常。反复妊娠失败及精子浓度小于 5×10^6/ml 的患者应着重检查。精子DNA损伤的检测可有助于明确病因。其他方面的检查，如性激素、感染炎症、抗精子抗体等。

（11）对于精子DNA损伤过度的患者应积极寻找病因，如电离辐射、酗酒、吸烟、所处环境、精索静脉曲张、感染及炎症等，并做相应的预防和治疗。氧化应激异常者摄入富抗氧化剂食物或抗氧化辅剂（如β胡萝卜素、维生素C、维生素E、锌）至少3个月。染色体异常者应行胚胎植入前遗传学诊断（PGD）。

胚胎植入前遗传学诊断主要是指采用快速遗传学诊断方法，选择无遗传学疾患的胚胎植入宫腔，从而获得正常胎儿的诊断方法。其优点主要体现在：①非侵入性，可避免常规的产前检查如绒毛取样、羊膜腔穿刺活检、羊膜腔穿刺的手术操作带来的出血、流产、宫腔感染等风险；②把遗传学疾病控制在胚胎发育的最早阶段，避免早期或中期妊娠再行产前诊断结果阳性时使孕妇面临医源性流产所带来的生理和心理创伤；③可以排除患病胚胎和携带缺陷基因的胚胎，使有遗传风险的夫妇得到完全健康的后代；④相对于对胎儿进行人工流产，销毁有遗传缺陷的胚胎更易被舆论、伦理接受；⑤在胚胎器官分化之前对疾病做出诊断，为基因治疗提供可能。

PGD 的研究与临床应用中存在的主要问题是基于单细胞遗传学分析诊断的准确性和可靠性，以及一系列伦理、法律和社会学问题，目前 PGD 处于研究早期阶段，但作为一种预防性措施，对于预防遗传病，提高出生人口素质，在伦理上更易于接受。

目前反复妊娠失败的干预方法循证医学证据不足，观察试孕是合理策略，即使无任何治疗，2/3 的夫妻能正常生育。

参考文献

1. 白文俊，王晓峰. 现代男科学临床聚焦. 北京：科学出版社，2017：280-296.

2. 史轶超，崔英霞，魏莉，等. 不育男性无精子症因子微缺失的分子与临床特征:·5 年研究回顾. 中华男科学杂志，2010，16（4）：314-319.

3. 梁婕，陆春城，顾爱华，等.XPC 基因多态性与男性不育的相关性研究. 中华男科学杂志，2010，16（3）：244-249.

4. 侯晓妮.1218 例不孕不育患者的染色体分析. 中国优生与遗传杂志，2010，18（4）：70，23.

5. 夏先枝，田华.364 例遗传咨询者细胞遗传学及临床分析. 中国优生与遗传杂志，2015，23（1）：28，84.

6. Gil-Villa AM，Cardona-Maya W，Agarwal A，et al. Assessment of sperm factors possibly involved in early recurrent pregnancy loss.Fertil Steril，2010，94（4）：1465-1472.

7. Brahem S，Mehdi M，Elghezal H，et al. Study of aneuploidy rate and sperm DNA fragmentation in large-headed，multiple-tailed spermatozoa. Andrologia，2012，44（2）：130-135.

8. Jenkins TG，Carrell DT.The paternal epigenome and embryogenesis：poising mechanisms for development.Asian J Androl，2011，13（1）：76-80.

9. Ceylan GG，Ceylan C. Genetics and male infertility. World J Clin Urol，2015，12（1）：462-480.

男性生殖道感染与不育

41. 前列腺炎不是男性不育的常见因素

前列腺炎是目前男科的研究热点，也是大多数男科患者最关心的疾病。目前医生对前列腺疾病的认识有很大的不同，多数学者认为慢性前列腺炎（CP）与男性不育存在着密切的关系，并对其机制进行了大量的研究。前列腺疾病会引起不育，但患前列腺炎并不是男性不育的常见因素。

①活性氧（ROS）与男性不育症：CP 患者的精液中含有大量的白细胞，其精浆的 ROS 水平明显增高，导致精子功能损害。CP 患者的前列腺按摩液（EPS）中的 ROS 高

于正常人，并且白细胞阳性者的 ROS 高于白细胞阴性者，而所有 CP 患者的总抗氧化能力都比正常人低，说明 CP 患者的精液具有强氧化性。ROS 可导致精子染色体发生交联、DNA 碱基氧化及 DNA 链断裂，精子的 DNA 片断增加及活动力下降。精子 DNA 受到 ROS 直接损害并诱导凋亡。

②免疫机制与男性不育：许多学者自 CP 不育患者的血液及精液中检出 AsAb，其可能机制为：局部组织屏障遭到破坏，导致精子抗原与免疫系统接触，从而产生 AsAb。人精子可能与 CP 患者的病原体如大肠埃希菌、解脲脲原体等存在交叉抗原。AsAb 可从多个方面影响生育：影响精子运动、阻止精子获能、阻止精子向宫颈管迁移、阻止顶体反应、阻止精子穿入并溶解卵透明带、阻止精卵结合。

③前列腺分泌的锌与男性不育：在前列腺分泌的微量元素中以锌最为重要，精液中的锌主要来自前列腺。锌对精子有重要作用：参与生殖系统多种酶的合成，可延缓精子细胞膜的脂质氧化，维持胞膜结构的稳定性和通透性，使精子具有良好的活动力。精浆缺锌时，ROS 产生增加，精浆抗氧化能力下降。研究显示无精子症和少精子症患者的锌浓度低，而弱精子症患者的锌浓度相对高。CP 患者前列腺液的 pH 升高，锌、柠檬酸含量明显减少，最终影响精子的活力与质量，导致不育。

④病原微生物与男性不育：CP 患者 EPS 中最常见的需氧菌为革兰阴性杆菌，其中大肠埃希菌约占 80%。大肠埃希菌可引起精子直线运动速率及平均运动速率明显下降，还能引起人类精子膜及顶体超微结构的改变，导致精子头部、中部及尾部的缺陷，使其活动力下降并降低生育能力。炎症可致前列腺分泌功能发生障碍，导致精液液化不良，这可能与 CP 时前列腺分泌的与精液液化有关的酶减少有关。

42. 尿道炎可能引起射精管口狭窄，导致梗阻性无精子症

尿道炎是由于尿道不洁，许多病原微生物通过逆行感染所致。尿道炎的病原体常见有细菌、病毒、支原体、衣原体、寄生虫等，可能影响精子的运行、受精及受精卵的着床，最终导致不育或流产。特别是性传播疾病可合并附睾炎及附睾梗阻，导致梗阻性无精子症；诱导产生抗精子抗体；反复感染可导致尿道狭窄、射精管口狭窄和射精功能障碍，造成输精管道不完全性梗阻而引起少精或无精子症。

炎症可使精浆中产生免疫复合物，使精子产生凝集现

象，造成精子活动困难。感染严重时还可能通过改变附属性腺功能，使生殖道免疫功能诱发产生 AsAb。炎性渗出物增多，使精浆增多，精子密度稀释性下降。

（1）沙眼衣原体及解脲支原体感染与男性不育症：早在 20 世纪 50 年代，学者们就发现沙眼衣原体感染者的精液中常贮存该病原体，并认为该类感染对精子功能和生育力均有影响。男性泌尿生殖道沙眼衣原体感染对生育的影响表现为以下几方面：引起尿道炎致使尿道结构损害；引起附睾炎导致阻塞性无精子症；引起睾丸炎症细胞的浸润，损害精子生成；刺激免疫反应，影响精子功能以及沙眼衣原体粘于精子头部而影响精子活动能力。

沙眼衣原体感染也可导致白细胞精子症，活化的白细胞分泌可溶性产物——细胞因子，致使精子活动力与受精能力受到损害。另外，受到生殖道沙眼衣原体感染的男性对精子自身免疫反应的阳性率增高，从而导致精子失活。由于沙眼衣原体与人精子膜存在共同抗原，产生的抗体与精子发生交叉反应，对精子功能有影响。因此，沙眼衣原体的感染及亚临床感染可能是某些不明原因不育的病因，常规筛查不育男性精液沙眼衣原体感染有助于对其不育原因作分析。

自提出解脲支原体感染与人类不育可能有密切关系已

20 余年，但其中的机制迄今尚不明了。动物实验显示解脲支原体感染可引起精曲小管内出现巨噬细胞，生精细胞严重退变、脱落。许多精母细胞内的线粒体空泡变性，胞质中出现许多泡状结构。在不育男性的睾丸活检标本中也分离出解脲支原体，提示支原体可干扰精子的发生。解脲支原体也常引起前列腺炎，使前列腺液分泌减少、成分改变，继而影响精液的理化性质。

生殖道解脲支原体感染导致的精液参数变化，其原因可能是多方面的。总之，解脲支原体与沙眼衣原体均可引起生殖器官炎症而导致不育。首先，解脲支原体感染多侵犯前列腺造成慢性前列腺炎，可使精液液化的蛋白水解酶减少，导致精液液化不良。其次，解脲支原体对精子的吸附作用既干扰精子的发育又使精子流体阻力增大、运动速率降低，影响精子的密度及活动率。另外解脲支原体感染后，病原体吸附于精子表面，引起 T 淋巴细胞活化并释放干扰素，后者使巨噬细胞捕获精子，从而对产生抗体的淋巴细胞递呈精子抗原。

（2）生殖道淋球菌感染与不育：淋病是危害严重的性传播性疾病，是淋球菌（革兰氏阴性双球菌）在泌尿生殖道黏膜引起的特殊炎症。由于社会因素，使淋病流行至今仍难以控制，近些年来其发病率还有抬头的趋势。此外，宫颈淋病约 80% 可不出现症状，或症状很轻微，是主要的传染源，加上某些患者不治疗，或不适当地治疗和抗药株的出现，是淋病得以流行的因素。

尿道淋病向上蔓延引起前列腺、精囊和附睾淋病，已被公认为男子不育原因之一。在未治疗的病例中，尿道狭窄发病率高达 14%，而抗生素治疗也无法防止其发生。据统计 1000 例慢性前列腺感染中有 24 例是淋球菌感染。男子淋病引起尿道周围组织的损伤，瘢痕性愈合形成尿道狭窄，导致梗阻性射精不完全或逆行射精而不育。

43. 双侧附睾炎可能引起附睾尾部结节梗阻，导致梗阻性无精子症

附睾炎是由于细菌感染等因素引起附睾的局部炎症，常继发于前列腺炎、精囊炎，或伴发睾丸炎等症状。以附睾肿大、疼痛、精索增粗等为特征，分为急性和慢性两种。发病年龄以青壮年多见，大多为单侧发病，也可双侧同时发病。如双侧均有感染者，可因附睾管腔的炎性阻塞而继发男性不育症。

急性附睾炎以单侧为主，感染常由附睾尾部开始，附睾管内出现水肿、渗出。炎症蔓延至附睾体及附睾头部，

波及整个附睾。晚期炎症纤维增生及瘢痕组织形成，可使
附睾管腔内闭塞梗阻。慢性附睾炎可继发于急性感染后或
由轻度感染所致，多伴发慢性精囊炎。病变局限于附睾尾
部，可扪及炎性结节。常同时伴有输精管、前列腺炎或精
囊的慢性炎症。

44. 青春期后病毒性睾丸炎可能导致生精功能障碍

病毒性睾丸炎对生育及生殖内分泌的影响是一个有争
议的话题。引起病毒性睾丸炎的病毒主要指腮腺炎病毒。
此外，少数情况也可能由其他病毒引起，如柯萨奇病毒。
尽管腮腺炎性睾丸炎的发病率由于腮腺炎疫苗接种的进
行，导致了儿童期腮腺炎发病率的下降，但是成年人腮腺
炎的发病率相对上升，腮腺炎性睾丸炎的发病率同时相对
增多，应引起重视，及时适当干预，减少男性不育症的发
生是摆在我们面前的一个重要课题。

腮腺炎病毒是一种有包膜的 RNA 病毒，属副黏病毒
科，人类是它唯一自然宿主，主要通过呼吸道传播。腮腺
炎性睾丸炎是青春期及成年男性流行性腮腺炎最常见的并
发症，60% ～ 70% 的患者累及单侧睾丸，10% ～ 30% 的

患者累及双侧睾丸，30%～50%的患者出现睾丸萎缩。

（1）青春期患者易并发睾丸炎的原因是因为腮腺的基膜与青春期睾丸的基膜相似，容易继发睾丸损伤，产生自身免疫反应。炎症时睾丸生精小管上皮显著充血，有大量中性粒细胞、淋巴细胞和巨噬细胞浸润，血-睾屏障遭到破坏，生精小管基膜有不同程度肿胀、变性、萎缩。另外，睾丸间质可见水肿，浆液纤维蛋白性渗出物出现。急性期是突发和急剧的，慢性期是迁延和缓慢进展。如病变严重，将导致生精小管严重萎缩，丧失生育能力。间质细胞对病毒作用的敏感性远不及生精细胞，故得以存留，并且较正常还略有增生（代偿性）。

急性睾丸炎表现：炎症时睾丸生精小管上皮显著充血，有出血斑点及大量分叶核粒细胞、淋巴细胞和巨噬细胞浸润。急性睾丸组织病理变化：间质水肿，单核细胞、中性粒细胞、巨噬细胞和淋巴细胞等炎性细胞浸润，生殖细胞退化脱落。

迁延性睾丸炎：急性炎症消退后有进行性慢性改变，慢性期睾丸组织病理学可见：生精细胞逐渐脱落以至完全丧失，生精小管透明化变性和硬化。间质细胞对腮腺炎病毒损害的耐受性比较强故常被保存。睾丸生精小管高度退化、基膜增厚、间质细胞紊乱，生精小管内无生精细胞，进入空化期，形成继发性唯支持细胞综合征。

（2）与生育关系密切的睾丸炎要数流行性腮腺炎合并睾丸炎最为常见。腮腺炎的病毒通过尿液排出，并通过输精管使睾丸发炎。患流行性腮腺炎合并睾丸炎的患者，其中大约一半出现睾丸萎缩，但睾丸分泌功能一般不受损害，因此这些患者可以有正常的性欲和性功能，但往往由于少精子症或大多数为无精子症而引起不育，这些患者很难用药物治疗能改善生精功能，因此为达到生育目的可考虑做供者精液人工授精。

腮腺炎性睾丸炎可使睾丸结构和功能发生改变，引起睾丸萎缩及生精功能障碍，甚至导致不育。病理生理学改变：腮腺炎病毒损害睾丸的病理机制是：实质水肿，曲细精管充血，管周淋巴细胞浸润，最终结果是曲细精管受压坏死；间质纤维化，最终导致睾丸萎缩。国外学者对298例腮腺炎性睾丸炎的患者进行跟踪随访，50% 患者在 1～3 个月出现严重的生精功能障碍，25% 的患者出现不可逆性睾丸萎缩。在许多未出现睾丸萎缩的患者中仍表现出低的生育能力，3 年后再次对单侧睾丸受累的患者行精液检查发现，24% 的成年男性和 38% 的青春期男性仍存在精液异常。

腮腺炎性睾丸炎与抗精子抗体产生：少数患者血清可

检测到抗精子抗体，但抗精子抗体产生与腮腺炎性睾丸炎的关系尚不明确。

（3）腮腺炎性睾丸炎，一般继发于腮腺炎起病后 3～4 天，偶有睾丸炎在腮腺炎之前发生病例。单则受累占 2/3，双侧同时受累占 1/5～1/3，急性期患者可出现患侧睾丸的疼痛、肿胀，并可有畏寒、发热、头痛、恶心、呕吐等伴随症状。体格检查可见阴囊皮肤呈红色，可触及发热、肿大、质软及压痛明显的睾丸，如有急性鞘膜积液时透光试验阳性。急性期可检测出血清特异性 IgM 抗体，用 ELISA 法或血凝抑制试验检测患者恢复期血清抗体滴度或效价较急性期相比升高 ≥ 4 倍。有条件可做病毒培养或行 PCR 法检测病毒 RNA。急性期超声波检查见睾丸血管增多、管腔扩大及血流信号增强，还可出现睾丸鞘膜积液。

（4）病毒性睾丸炎无特效治疗方法

①卧床、局部冷敷、抬高睾丸、止痛、退热、使用非甾体类抗炎药及其他对症支持治疗等。如继发细菌感染，可加用抗生素。我国也有文献报道使用某些抗病毒及清热解毒中药可有效改善睾丸炎症状。

②糖皮质激素：糖皮质激素作为甾体类抗炎药可降低体温，减轻睾丸局部水肿，减少补体结合抗体的形成，特别是糖皮质激素可使睾丸间质细胞合成分泌雄激素减少，

经下丘脑－垂体－睾丸轴反馈调节机制使垂体合成分泌FSH、LH增多。生殖激素的紊乱是引起睾丸萎缩的原因之一，在急性期是否应使用糖皮质激素仍存在争议。

③干扰素：近年来国内外均有使用重组干扰素 α-2B 干扰素治疗腮腺炎性睾丸炎的报道，给予 α-2B 干扰素 300U/d 皮下注射，连续使用 10～14 天。干扰素抑制病毒复制，并与巨噬细胞、自然杀伤细胞、细胞毒细胞膜表面受体特异性结合调节免疫活动。干扰素能够迅速缓解局部症状、阻止睾丸萎缩，并使精子的数量、形态得到改善。国外学者对干扰素治疗的远期效果（5 年以上）进行研究，干扰素治疗组未发现睾丸萎缩，经干扰素治疗后精子活力要优于对照组，治疗效果明显优于对照组。

④精索封闭：1% 利多卡因 20ml 低位精索封闭，可使睾丸肿胀及疼痛缓解，改善血流，保护生精功能。

总之，腮腺炎性睾丸炎是青春期及成年男性流行性腮腺炎最常见的并发症，可继发于腮腺炎，亦可单独感染。腮腺炎性睾丸炎极少导致绝育，但可能造成生育力低下，如少精或弱精；单侧炎症可能显著影响精子数目、活动力及形态（约 13%），表现为生育能力下降，但是短暂的；双侧炎症常会遭遇生育力低下（30%～87%），如出现睾丸萎缩、生精功能障碍等，将会在很大限度上影响男性生育能力，表现为不育。

虽然流行性腮腺炎疫苗已得到普及，但在世界范围内流行性腮腺炎暴发事件已是屡见不鲜。在我国，流行性腮腺炎约占丙类传染病的1/3，随着儿童接种疫苗的普及，成人发病率相对增高，腮腺炎性睾丸炎应该得到更大的关注。腮腺炎性睾丸炎与男性生殖功能密切相关，又缺乏有效治疗方法，往往又错过早期干预时间。目前仍未找到预防睾丸萎缩的理想方法。除了加强疫苗的接种及复种来最大限度减少疾病的发生以外，更应行进一步研究来明确机制，找到一种有效的治疗措施来改善男性生育能力。对生育力低下不能自然生育的，可采用辅助生殖的办法解决生育的问题。

参考文献

1. 白文俊，王晓峰. 现代男科学临床聚焦. 北京：科学出版社，2017：223-232.

2. 陈在贤. 实用男科学. 2版. 北京：人民军医出版社，2013：135-138.

3. 曹兴午，王立红，袁长巍. 精液病理学检测与临床意义. 现代检验医学杂志，2013，5（28）：3.

4. 曹兴午，李宏军，白文俊. 精液脱落细胞学与睾丸组织病理学. 北京：北京大学医学出版社，2012：110-115.

5. 李雪兰，钟晓敏. 沙眼衣原体感染对精子顶体完整率的影响. 海南医学，2011，22（10）：130-131.

6. 史波，魏任雄，崔云，等. 免疫性不育男性精浆白细胞介素 6 和可溶性细胞黏附分子 1 分析. 中华男科学杂志，2014，20（12）：1098-1102.

7. 郑立宏，杨丹，高晓勤. 精液沙眼衣原体感染对精液一氧化氮含量和精子顶体内透明质酸酶活性的影响. 山东医药，2015，55（5）：87-88.

8. 左岩，梁长春，梁立斌，等. Ⅲ型前列腺炎精液质量改变对不育的影响. 河北医科大学学报，2014，35（7）：852-854.

9. Pontari M，Giusto L.New developments in the diagnosis and treatment of chronic prostatitis/chronic pelvic pain syndrome.Curr Opin Urol，2013，23（6）：565-569.

出版者后记
Postscript

1 年时间，365 个日夜，300 位权威专家对每本书每个细节的精雕细琢，终于，我们怀着忐忑的心情迎来了《中国医学临床百家》丛书的出版。我们科学技术文献出版社自 1973 年成立即开始出版医学图书，40 余年来，医学图书的内容和出版形式都发生了很大变化，这些无一不与医学的发展和进步相关。

近几年，中国的临床医学有了很大的发展，在国际医学领域也开始崭露头角。以北京天坛医院牵头的 CHANCE 研究成果改写美国脑血管病二级预防指南为标志，中国一批临床专家的科研成果正在走向世界。但是，这些权威临床专家的科研成果多数首先发表在国外期刊上，之后才在国内期刊、会议中展现。如果出版专著，又为多人合著，专家个人的观点和成果精华被稀释。

为改变这种零落的展现方式，作为科技部所属的唯一一家出版机构，我们有责任为中国的临床医生提供一个系统展示临床研究成果的舞台。为此，我们策划出版了这套高端医学专著——《中国医学临床百家》丛书。"百家"既指临床各学科的权威专家，也取百家争鸣之义。

丛书中每一本书阐述一种疾病的最新研究成果及专家观点，按年度持续出版，强调医学知识的权威性和时效性，以期细致、连续、全面展示我国临床医学的发展历程。与其他医学专著相比，本丛书具有出版周期短、持续性强、主题突出、内容精练、阅读体验佳等特点。在图书出版的同时，同步通过万方数据库等互联网平台进入全国的医院，让各级临床医生和医学科研人员通过数据库检索到专家观点，并能迅速在临床实践中得以应用。

在与专家们沟通过程中，他们对丛书出版的高度认可给了我们坚定的信心。北京协和医院邱贵兴院士表示"这个项目是出版界的创新……项目持续开展下去，对促进中国临床学科的发展能起到很大作用"。北京大学第一医院霍勇教授认为"百家丛书很有意义"。复旦大学附属华山医院毛颖教授说"中国医学临床百家给了我们一个深度阐释和抒发观点的平台，我愿意将我的学术观点通过这个平台展示出来"。我们感谢这么多临床专家积极参与本丛书的写作，他们在深夜里的奋笔，感动着我们，鼓舞着我们，这是对本丛书的巨大支持，也是对我们出版工作的肯定，我们由衷地感谢！

在传统媒体与新兴媒体相融合的今天，打造好这套在互联网时代出版与传播的高端医学专著，为临床科研成果的快速转化服务，为中国临床医学的创新及临床医生诊疗水平的提升服务，我们一直在努力！

科学技术文献出版社